李玉贤临床医学丛书

李玉贤

临证医案选萃

主编　李龑　杨舒淳

U0130054

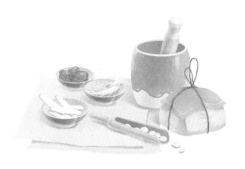

全国百佳图书出版单位

中国中医药出版社

·北京·

图书在版编目（CIP）数据

李玉贤临证医案选萃 / 李龑，杨舒淳，李政主编 . —北京：中国中医药出版社，2022.9

（李玉贤临床医学丛书）

ISBN 978 - 7 - 5132 - 7552 - 1

Ⅰ . ①李… Ⅱ . ①李… ②杨… ③李… Ⅲ . ①医案—汇编—中国—现代 Ⅳ . ① R249.7

中国版本图书馆 CIP 数据核字（2022）第 063589 号

中国中医药出版社出版

北京经济技术开发区科创十三街 31 号院二区 8 号楼

邮政编码　100176

传真　010-64405721

廊坊市祥丰印刷有限公司印刷

各地新华书店经销

开本 880×1230　1/32　印张 5.5　彩插 0.5　字数 108 千字

2022 年 9 月第 1 版　2022 年 9 月第 1 次印刷

书号　ISBN 978 - 7 - 5132 - 7552 - 1

定价　39.00 元

网址　www.cptcm.com

服 务 热 线　010-64405510

购 书 热 线　010-89535836

维 权 打 假　010-64405753

微信服务号　zgzyycbs

微商城网址　https://kdt.im/LIdUGr

官 方 微 博　http://e.weibo.com/cptcm

天猫旗舰店网址　https://zgzyycbs.tmall.com

如有印装质量问题请与本社出版部联系（010-64405510）

前言

李玉贤是一位德高望重的老中医专家，昌吉回族自治州中医医院创建人之一，为昌吉回族自治州知名中医专家，其中医学术思想独树一帜，是该地区中医发展传承的引领者。

李玉贤出身于书香门第，虽家境贫寒，但幼承庭训，古文字基础扎实，其后中医学习躬耕不辍，勤学不倦。青年时期接受再教育，也立志"只愿世间人无病，岂惮架上药生尘"。自悬壶济世以来，数十年如一日，不畏寒暑，兢兢业业为各类患者解除疾病折磨。在中医事业发展中，对慕名前来学习的学生也是倾囊相授，他将自己积累的临床经验言传身教，使更多的中医工作者和师承学生少走弯路。李玉贤以其精诚医术和医德影响着下一代中医工作者，也深得行业内外人士尊重。

昌吉回族自治州中医医院成立于1988年，建院伊始，李玉贤即参与建设，并将自己所有精力倾注其中。建院最初在中医内科担任科主任，为科室发展作出了卓越的贡献。

随着时间的推移，昌吉回族自治州中医医院也取得了诸多荣誉，在本区域乃至国内都具有一定影响力。

李玉贤的中医学习之路颇为艰辛，但他以坚忍不拔的精神取得了不菲的成绩。其探索过程重视中医经典的学习和掌握，并结合不同中医著作的时代特点，通览群书，参看儒、道内容，甚至对于古天文历法也有研习，并加以注解。同时李玉贤也重视历代医案的研读，他认为，历代医案为一个个鲜活的病例，是当时临床中医诊疗思路、辨证的具体体现。典型病例的反复参读，对于临床应用有很高的参考价值。如果说经典是主干，则名家医案则是鲜活的枝叶。李玉贤通过医案学习引用，积累了丰富的经验，并著有多篇医案评述，以飨后学。其早期著作《草山堂医验录》即是其以医案形式诠释经典的典型著作，也真实反映了他的学术思想精髓。

李玉贤作为一位中医，从来不拒绝患者，悲悯群众病痛，一丝不苟，不论患者来自哪里均一视同仁。在其耳顺之年，每次门诊仍逾百人次，常常诊疗至深夜，患者不离开，他则不离开诊室。其用方用法博采众家，融会贯通，并利用现代科学技术，指导学生开展科研工作，完善经验方的论证。其经验方以成药制剂的形式在临床广泛应用。

李玉贤作为中医传承指导老师，亲授每一位学生，必倾其所学所悟，并希望新一代中医迅速成长。他对中医经典的学习和讲授贯穿始终，传道授业解惑的同时也塑造了学生的价值观。其弟子众多，均能得到用心传授，并在中医各领域出类拔萃。

李玉贤其人，和蔼可亲，平易近人，与人交往不卑不亢。他重视医道医德，淡泊名利，志存高远，为医唯解疾痛，而不工于人事。他铭记"大医精诚"，在中医道路上耕耘数十载而不倦怠。在生活中，他强调"未病先防，既病防变"，重视养生规律，长期使用自用的内家功法修身养性，恒有节制。

本套丛书收录并总结了李玉贤授业学生的跟师笔记、临证医案及医话，是其从医主要历程的摘要，是对其临床经验及学术思想的梳理，是对其中医学术贡献的肯定。书中不足之处，望识者斧正，不胜感谢。

《李玉贤临床医学丛书》编委会

2022 年 3 月 29 日

内容提要

　　本书是"第四批全国名老中医药专家传承工作室"图书出版规划项目《李玉贤临床医学丛书》分册之一。本丛书共三册，分别为《李玉贤临证经验辑要》《李玉贤临证医案选萃》《李玉贤临证医论医话》。本书收录、整理了李玉贤教授近年来较为典型和有特色的临证医案，涉及内科、外科、妇科、儿科常见疾病的治则与用药方法，也有疑难杂症的辨证规律和治疗经验。每个医案之后附有按语，详细分析其辨证过程及处方用药。本书所记录的医案内容翔实，真实可信，通俗易懂，实用性强。

　　本书适合中医药临床医生和相关从业者，尤其是中医内科工作者及在校生阅读学习，具有较高的临床参考价值和学术价值。

　　本书获得国家出版基金资助。

周序

　　李玉贤学兄，仆至交也。恒有往还，无计岁月；今偶回望，竟四十年矣。而初识情景，犹在目前。七十年代末，仆读研中国中医研究院，其时李兄于北京中医学院研修，与仆同学陈宝明兄共住一室。仆适过陈，与李兄相值，闻自新疆来，已觉亲切；既作叙谈，情志尤合，则相见恨晚软。李兄秉性蕴藉，内钟灵秀；言谈质朴，举止谦和；待人诚挚宽厚，无亢卑之势，持中道之真。既业岐黄，笃学好问，力行不辍。数十年间，日临诊务以解病家疾苦，夜对黄灯而读内难伤寒，孜孜矻矻，迄无倦息。是以学业猛进，治验丰饶；医名远播，获誉多多。数年前荐拔为全国第五批老中医药专家学术经验继承导师，顷又得建国家中医药管理局名老中医药专家李玉贤工作室，然则李兄之学识经验，传扬有径而承继有人矣。

　　窃谓中医之学，异于西医处固多，而其尤者，莫过于治学及传承方式之殊也。何者？盖西医善解剖以显内景，借仪器而入微观，取动物以比人体，信实验而忽经验，故

7

其学易于重复，方便推广，而学术传承适宜于目前学历教育。中医则不然，"解剖之学久废，理化之学不昌"（《中国医学大词典》作者谢观语），无以详内景而探微观，斯固其短也；然另有所长，足抵其短。夫比类物而取天象，由外证以揣病机，联整体而立系统，积经验以成学理，诸如此类，无非其长也。亦因如此，其学难于重复，不宜推广；却可面授指教，心悟神识。故学历教育不宜于中医学术传承，仅可作初学门径之一；果欲深造，必由师徒授受方得，惟读经、临证、从师相合，乃能成就中医，缺一不可也。若李兄业医，少时受严慈熏陶，得家传医典诵读，悬壶乡梓，其名已响；复于卫校学习西医，后则躬亲师事乐德行、张绚邦等名家：是则幼始读经、少即临证、从师多家，集三事于一身，恰合中医传承之路，故其学有根基，医乃大成欤。

　　仆为李兄欣慰，犹觉其学术传承得人也。李兄之徒生尚多，有拜收门下者，有侍诊身侧者，有信函受教者，有私淑仿学者，俱能各得所获，辄见进步。内中李冀、杨舒淳两生，则其佼佼者也。李冀，李兄哲嗣。仆谓其学医从师，堪称中西兼通、公私两许。盖其启蒙求学，先后于石河子大学医学院、新疆医科大学中医学院及第一临床医学院修学毕业，取得西医、中医之学士、硕士学位，又复考取全国名中医杜健教授中西医结合博士研究生，则其为医也，既通西而中复通焉！而其师承受教，得李兄嫡传，本父而师者也，后又为全国第五批老中医药专家学术经验继承工作所法定，则其从师也，先私许而公亦许矣！故而龚生之为徒，情亲传真、意笃任重。从师多年，不惟勤学刻苦，取法乃师；并能兼学众家，受若持虚；且又从事科研，裨补临床。是以学识日进，闻见益广，临证渐熟，治验屡增，确乎不辱使命也。杨舒淳，李兄女弟子，聪慧贤淑，勤奋上进，先学西医，后转中医，学力颇强，医技殊工。虽已担当门诊部主任，事务繁忙，却以业余自学而通过英语、中医两专业专科毕业，旋又考取中医方剂专业研究生而获硕士学位。既以择优选拔为全国第五批老中医药专家李玉贤学术经验继承人而兼攻博士学位，求知之情尤切，如饥似渴，潜心探索，术业更得陡进，临证疗效愈显，常获病人好评。有此两生克绍薪传，李兄幸矣！

近日李龚、舒淳等主编《李玉贤临证医案选萃》告竣，持稿索序，仆正欲取经于李兄，焉有所辞！欣然允之。早在1999年，李兄与夫人金明月女史著《草山堂医验录》付梓，仆曾有幸为序。是书以临证心法、治验辑要、方药应用、论治体会为纲，举述研习心得、临证经验，真实切用；而其叙理有据，上遵古制，下合今时，旁及各家，由经验入，创出新法，不惟继承，犹能弘扬，难能可嘉。仆于览阅中多有获益。迄又十年矣，今编《李玉贤临证医案选萃》，当更有宝光舍利以惠我也。

是编乃李兄临证验案辑录。分作五篇，一上焦篇，一中焦篇，一下焦篇，一女科篇，一杂病篇。每篇均以病症为目以举述医案；每病少则一二案，多则四五案不等。计有32病，凡64案。每案以证候题眉，下列病人概况与就诊日期，再逐一记叙诊治过程，后加按语以分析辨证论治要义，提示方药运用特点。喜其秉笔忠实，述病明晰，识证准的，论治简洁；一经寓目，而理法方药，了然毕见。李兄疗病，辨证精细，于繁杂脉症中，多能寻出差异，握定关要，遣方用药允当，收效乃显而捷。例如，编内治胸痹五案，案案辨证不同，有寻常之证，有变异之证，犹有偶见之证；及其用药，则量证制裁，取法经方而增损品味，鲜有拘泥雕琢痕迹。其中肝肾阴亏案与心阳虚瘀案，均用《伤寒论》炙甘草汤主治，然借更替主将、移易佐使而稍变其方，俾阴阳悬殊两证，皆获显效；而其痰湿瘀阻案与气虚痰瘀案，俱以《金匮要略》瓜蒌薤白方裁化治之，然凭调配疏瘀化痰与将养气血之多寡，令虚实错杂两证，各得平治。又其心阳虚衰案，见有水气凌心之证，启用自拟温阳通脉利水汤加减，调治六阅月而诸证痊愈。方虽自拟，却取《金匮要略》枳实薤白桂枝汤增损变化而成；既为自拟，其用药品味、剂量配比，确有独到地步。方内重用黄芪、茯苓皮、冬瓜皮以益气利水，而以大剂瓜蒌配枳实而宽胸开结、琥珀配地龙而通脉散瘀，俱乃心法自运。是知李兄之识证，多宗仲景之手眼；而其用药，复从经方衍化而出。正所谓着着见出处，方方有来历，源自古法而又别出心裁者也！

再如，治汗证两案，一以盗汗为主，一自汗盗汗兼有；而辨证则均作阴虚火旺，只于方药运用中显示差异。前案取当归六黄汤加百合、肉桂、女贞子。方内重用女贞子，量至30g；借以益阴而敛液，量少恐难胜任也。却少用黄芪，才12g；证属阴虚，非气虚亦非表疏，则不必益气固表，第收或伤之气耳，勿需多用。方中又含交泰丸，连用9g，以之清上而取其性也，量不可吝；桂仅1.5g，因火逆于上，以之下引而借其势耳，用多非宜。后案汗证而外，又见小便不利与口疮，认作阴虚火旺，心火伴脾火外发复下移小肠，仍用当归六黄汤加味，然用药之品味、剂量却显异于前案。加淡竹叶，令合连柏，所以清心与小肠、膀胱之火也；加半夏、枳壳、木香、砂仁、石斛、升麻、白芷、防风等中上焦药，所以泄越脾经浮郁之火也；加枣仁，合以连、地，所以安心神、滋肝肾而养本根也；而重用黄芪，不惟益气，尤且固表也。然则李兄之设治，病同则因证而异，证同则因病而异，病证俱同则因兼证而异；李兄之用药，遣方虽同，每因病症结构而加减品味，选药虽同，辄以病证主次而变更剂量。观此两案，其药证异同，相机施治之情，庶可斑窥矣。

李兄又擅治痼疾，纵如癌症之难，亦有应对之策。如治肺癌，谓其病因虚而得，全身属虚，局部属实。病在肺，属癌肿，不可不治肺而抗癌；而病非独立，关乎肝肾脾胃，累及全身，治疗尤当调适诸脏、扶持正气、顾护胃气，尤不可拳拳于抗癌化瘤也。所治一肺癌患者，咳嗽伴咳血，胸闷气短，神疲寐艰。辨证为瘀毒蕴肺，取二陈汤加当归、生地、党参、枇杷叶、猫爪草、金银花、连翘、白芨粉、藕节炭、紫菀、白花蛇舌草等药为方。经治症状减轻，后又多次复诊，药亦前方稍变。幸其自初诊至今6年，虽有多处转移，而能带瘤生存，身况尚可。顾所用药，补气养血、益阴和中、肃肺化痰为主，清热解毒其次也，至于俗谓抗癌之品，仅见白花蛇舌草、猫爪草两味而已。当知李兄临病，着眼辨证论治，兼及西诊疾病，衷于中而参以西。其与厚古薄今以斥西，或弃中崇洋而西化者，乌可同年而论哉！

《李玉贤临证医案选萃》刊行在即，仆以先读有感而弁言篇首，精华恐未述及，识见容有偏颇。而书内甘旨尚多，读者自可品味。

时2022年，岁次壬寅，7月6日，新疆中医药学会会长、新疆医科大学教授周铭心谨题于乌鲁木齐。

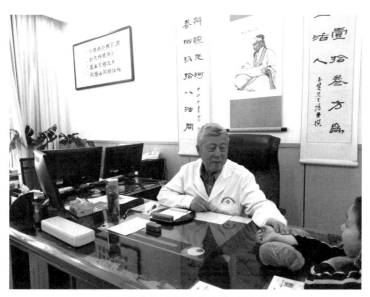

李玉贤主任医师为患者诊病近照

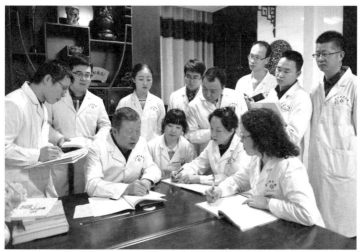

李玉贤主任医师为学生解析病案

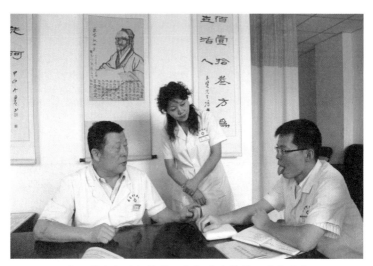

李玉贤主任医师带第五批师承徒弟辨识舌象要点

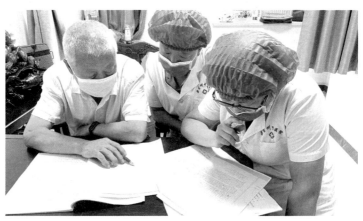

李玉贤主任医师带第七批师承弟子学习古医案

目录

第一章　上焦篇

第三章　下焦篇

第四章　女科篇

第五章 杂病篇

第一章

上焦篇

第一节　偏头痛

偏头痛常因忧郁或恼怒较多，肝气不疏，郁结化火，火随气逆上扰清空，发为头痛。疼痛部位或在右，或在左，头痛症状时轻时重，心情较好时头痛不明显，但凡遇到心情不佳，或者遇到不如意的事情头痛加重，甚则不能缓解，痛苦不堪。偏头痛因多发于头两侧，并可连及耳部，属少阳经范畴，故此李玉贤认为其属于胆经郁火而致，以头之两侧及耳之前后疼痛为特点。《灵枢·厥病》云："厥头痛，头痛甚，耳前后脉涌有热。"由于热邪壅滞少阳经脉，经气上逆，上犯于头，会出现剧烈的头痛，并可能伴有下颌疼痛、眼眶疼痛。《素问·阴阳离合论》云："少阳为枢。"少阳有出入枢机的作用，外能从太阳之开，内能从阳明之阖。少阳胆经同厥阴肝经是互为表里，在少阳的发病过程当中，肝胆是互相影响的，在症状上既有胆病的症状，也会出现肝病的症状，因此偏头痛患者多郁郁寡欢，伴有胸胁胀满的表现，并以女性常见。而李玉贤认为偏头痛的治疗以疏肝解郁、清热泻火为大法较为稳妥。

验案 1　肝胆郁火案

李某，女，47 岁，汉族。就诊日期：2014 年 3 月。

主诉：反复偏头痛半年余，加重 1 周伴胁胀不适。

现病史：患者近 1 年来月经不规律，常推迟，末次月经 2013 年 1 月 9 日，经量少、色暗红，白带无异常，易怒心烦，常有左侧偏头痛，发作无定时，情绪波动时明显。头颅 CT 扫描结果无明显异常。刻下神志清，精神差，左侧偏头痛，口干口苦，两胁胀满，受风后加重，小便正常，大便略干。舌质偏红，苔白，脉弦数。

辨证：肝胆郁火。

治法：解郁清火。

处方：柴胡 9g，川芎 12g，炙甘草 9g，白芷 12g，香附 12g，白芥子 6g，郁李仁 9g，炒白芍 12g，郁金 12g，合欢皮 12g。4 剂，每日 1 剂，分两次水煎，滤渣取汤汁 450mL，每次 150mL，1 日 3 次，餐后 30 分钟温服。

二诊：患者 4 日后复诊，诸症明显减轻。前方川芎改为 9g，继服 7 剂。

三诊：患者诸症已愈，嘱患者调畅情志，门诊随访。

按语：患者为中年女性，适逢围绝经期，情绪易于波动，且肝主疏泄，性喜条达恶抑郁，如果情志不遂，则易导致肝气郁结，气逆上犯可致头痛，又兼引动少阳经气，则发于两侧。肝脉布胁肋，肝气逆乱，则导致胸胁胀满。

肝胆郁久化火，则口干口苦，午后加重。舌质偏红，脉弦数，为肝胆经郁火之证。

方中川芎味辛，性温，辛香走窜，上可通于颠顶，下可归于血海，能行血中之气，开窍通闭、祛风散寒、通络止痛，为君药。白芷辛温升散上行，祛风散寒，加强川芎疏散止痛作用，为臣药。香附、郁李仁入血分，可助川芎行气活血，郁李仁又可润肠通便、导热下行；柴胡引药入少阳经，并载药升浮直达头面，柴胡与香附同为苦寒之品，疏肝解郁、调节气机，是治肝气郁结的重要组对；白芥子引药深入，直达膜原，可去皮里膜外之痰，起到通窍蠲痰作用；白芍敛阴而防此方辛散太过，又可疏肝解郁、缓急止痛；郁金调畅情志；合欢皮蠲愤、化郁解烦，皆为佐药。使以甘草，调和诸药，缓解急迫。方中诸药相合，疏散风寒，并可通络祛瘀，且发中有收，通中有敛，相互为用，各展其长。一诊疗效较好，恐川芎辛散太过，故二诊减量。本方可应用在肝胆郁火的一些病例中，例如中医之偏头痛、西医血管神经性头痛等疾病，临床较为常用。本方疏肝解郁、清热泻火，但兼患出血性疾病及阴虚者应慎用。

验案 2 痰湿阻络案

李某，男，48 岁，汉族。就诊日期：2015 年 3 月 10 日。节气：惊蛰。

主诉：头痛、头晕反复发作两个月，加重伴胸闷 1 周。

现病史：患者自诉两个月前无明显诱因出现头痛、头晕并反复发作，严重时感胸闷、恶心欲呕，时有大便不爽、排便费力，经多方治疗效果不佳。经查头颅 CT 无异常，心电图等辅助检查正常。实验室检查提示胆固醇 5.97mmol/L，甘油三酯 1.9mmol/L。故来寻求李玉贤诊治。体格检查：言语清晰，四肢活动灵活，肌力正常。舌质红、苔白浊，脉沉弦缓。

辨证：痰湿阻络。

治法：化瘀祛湿，平肝息风。

处方：清半夏 12g，炒白术 9g，天麻 15g，炒枳实 15g，竹茹 15g，陈皮 9g，炒莱菔子 15g，炒蒺藜 15g，桑叶 30g，瓜蒌 15g，丹参 15g，桃仁 12g，酒大黄 30g，泽泻 15g，桑寄生 15g。7 剂，每日 1 剂，分两次水煎，滤渣取汤汁 450mL，每次 150mL，1 日 3 次，餐后 30 分钟温服。

二诊：前方服用后头痛、头晕明显减轻，胸闷、恶心向愈。减酒大黄为 15g，加荔枝核 30g，继服 7 剂。

三诊：诸症缓解，痊愈。

按语：患者既往罹患血脂异常，属痰湿之体。此时正值春气升发之时，痰湿体质加肝风上扬，故见头痛、头晕，加重伴胸闷气短，乃痰湿中阻、胸阳被遏所致，《素问·至真要大论》曰："诸风掉眩，皆属于肝。"《兰室秘藏·卷中·头痛门》曰："足太阴痰厥头痛，非半夏不能疗。眼黑头旋，风虚内作，非天麻不能除。"故方选半夏白术天麻汤化裁。

方中以半夏燥湿化痰、降逆止呕；天麻平肝息风而止头眩，两者合用，为治风痰眩晕头痛之要药。再以白术、炒莱菔子、炒蒺藜配大剂桑叶清利头目，配瓜蒌、丹参、桃仁、酒大黄开胸化瘀、活血泄浊，再加泽泻、桑寄生补肾泄浊之力益强。诸药合用，共奏平肝息风、化痰清头目、燥湿泄浊之功。

第二节　不寐

不寐是以不能正常入眠，或者入眠质量不佳为临床表现的一类病证。其表现为心烦难眠，或易醒善梦等。李玉贤认为，现代人不寐证中尤其以情志所伤及饮食不节为病者较多，《素问·逆调论》曰："阳明者胃脉也……胃不和则卧不安。"现代人饮食种类丰富，多数饮料如酒、可乐、浓茶、咖啡等也是造成不寐的原因之一，长期饮食肥美也可间接导致不寐。因饮食内伤发病者，发病较缓，病程较长，临床以饮食、痰饮、火热实证为多。病势则总是由外而内，导致心不藏神，神不守舍，同时脏腑功能失调而导致邪气扰动心神，神不安其宅而成本证。对于胆虚痰扰导致的惊惕和不寐，李玉贤认为其影响因素主要为人的心神、营卫气血阴阳运行失常。《灵枢·营卫生会》曰："阴阳相贯，如环无端……荣卫之行不失其常，故昼精而夜瞑。"而痰热内扰，伤及营卫气血则多发不寐、心烦不安、易醒等症状。《素问·六节藏象论》曰："凡十一脏，取决于胆也。"李玉贤认为，如果胆郁气滞，疏泄不利，则容易影响脾胃功能，进而导致痰湿内生，痰热易上扰心神，且胆病易失决断，这也会导致睡眠中易惊易醒，因此多用黄连温胆汤化裁治疗此类疾病，每获良效。

验案 1　痰热内扰案

张某，女，35 岁，汉族。就诊日期：2014 年 7 月。

主诉：不寐、多梦易醒 3 周，加重伴心烦口苦 1 周。

现病史：患者自诉平时饮食无节，近 3 周来夜间入睡困难，并有多梦易醒情况。近 1 周来加重并伴有心烦，口苦咽干，头昏，时有嗽痰。刻下患者诉入睡困难，易醒，醒后心烦。为帮助睡眠，曾间断服用地西泮片，晨起倦怠乏力，头昏不适。舌质偏红，舌苔黄腻，脉小滑。

辨证：痰热内扰。

治法：清热化痰，宁心安神。

处方：清半夏 12g，陈皮 9g，茯苓 12g，炙甘草 9g，竹茹 12g，炒枳壳 12g，黄连 9g，远志 12g，生姜 3g，大枣 3 枚。4 剂，每日 1 剂，分两次水煎，滤渣取汤汁 450mL，每次 150mL，1 日 3 次，餐后 30 分钟温服。

二诊：4 日后患者睡眠情况较前明显改善，但仍感口苦，舌质偏红，苔白，脉小滑。前方加郁金 12g，鸡内金 15g，继服 7 剂。

三诊：患者自诉入眠较好，口苦明显减轻，上方继服 4 剂，并嘱患者调摄饮食。

按语：患者因宿食停滞，生痰化热，痰热上扰心神，导致难以入睡并易醒。痰湿郁热化火而出现口苦，痰湿盛则频频嗽痰；舌质偏红、舌苔黄腻、脉小滑均为宿食停滞，痰热内扰的征象，方拟黄连温胆汤加味。

方中半夏辛温，长于燥湿化痰为君。由于痰热与胆热兼有，配伍少阳腑热之药竹茹，并且此药归于肺、胃、胆经，利于清化热痰。两药相合为用，清胆热、化痰浊。治痰需理气，佐以枳壳，行气消痰。陈皮在这里既能健脾，又可以助半夏及枳壳加强行气化痰的功效。茯苓健脾渗湿以镇其动，黄连清热除烦，远志宁心安神，姜、枣合用可助中州脾运。诸药相合，化痰而不过燥，清热而不过寒，配伍合理，使得胆热痰热得以清化，达到清热化痰、宁心安神的治疗目的。复诊患者口苦未减，加鸡内金化瘀积、郁金解郁除烦，两药合用则可治疗胆腑郁热导致的口苦。

验案 2　痰热上扰，胆气不宁案

陈某，女，44 岁，汉族。就诊日期：2016 年 11 月。

主诉：入睡困难伴多梦易醒 1 年。

现病史：患者自诉 1 年来反复出现入睡困难，并伴有易醒多梦，偶有惊惕。乏力，头昏头蒙，烦躁郁闷，口苦，胃脘不舒伴腹胀，纳差，大便秘结。月经周期28天，经期3天，经量少、色淡，带多色白，孕2女。舌体胖，舌尖红，苔腻微黄，脉沉弦小滑。

辨证：痰热上扰，胆气不宁。

治法：化痰温胆，和中宁神。

处方：清半夏12g，陈皮15g，茯苓15g，茯神15g，炒枳壳15g，竹茹15g，黄连15g，远志12g，炒酸枣仁18g，珍珠母30g，合欢皮15g，炙甘草8g。7剂，每日1剂，分两次水煎，滤渣取汤汁450mL，每次150mL，1日3次，餐后30分钟温服。

二诊：患者自觉夜寐向安，余症减轻，大便已规律正常，前方加首乌藤15g，继服7剂。

三诊：诸症悉愈，后续加减调理月余，随访睡眠较好。

按语：本病因饮食失调，情志不遂，伤脾滞肝，聚为痰湿，中土失司，上扰心神，志伤寐不安，湿邪郁滞，久不能愈。此病重在胃中不和，胆气不宁，痰热内扰，可用温胆汤化裁，以化痰理气、清胆宁心。本方治证为湿痰且微有化热之象者，以舌苔腻微黄、脉弦滑略数为证治要点，《素问·逆调论》曰："阳明者，胃脉也，胃者六腑之海，其气亦下行，阳明逆不得从其道，故不得卧也……胃不和则卧不安。"胃不和则痰火易生，痰火易致郁结，渐渐导致不寐。《类证治裁·不寐》曰："阳气自动而之静，则寐，阴气自静而之动，则寤，不寐者病在阳不交阴也。"

方中半夏化痰开结、和胃降逆，有一定镇静催眠功效。陈皮、枳壳理气调中、燥湿化饮，助半夏开郁化饮。茯苓、茯神利水渗湿、健脾安神，《本草衍义》载"茯苓，茯神行水之功多，益心脾不可阙也"。远志宁心安神、祛痰开窍，《药性本草》载"治心神健忘，安魂魄，令人不迷"，《药品化义》载"凡痰涎沃心，壅塞心窍，致心气实热……语言謇涩，为睡卧不宁，为恍惚惊怖，为健忘，为梦魇"，故痰阻心窍所致的精神错乱、神志恍惚、惊痫等症也可用远志。酸枣仁养心安神，主四肢酸痛、湿痹，久服安五脏。

李玉贤辨证准确，用药精慎，认为今人多食肥甘，好逸恶劳，脾不健运，多生湿生痰。除湿多健脾，胃和则脾健，脾健则胃和顺，脾为后天之本，气血生化之源，为痰湿饮邪产生之处。脾胃调和则气血盈、气血和，则神清思敏，健步气宇。李玉贤常用此法治不寐，多获良效，此类患者多伴情志不调，用药辅以畅情志、宽胸怀之品，而事半功倍。

验案3 痰热内蕴案

叶某，女，46岁。就诊日期：2015年4月9日。

主诉：不寐1年，加重伴脑鸣1个月。

现病史：患者自诉，1年前无明显诱因出现不寐、脑鸣，自行调理未效。加重1个月并出现多梦、口干、易汗，时有手指麻木，故来诊。患者既往肾病史 8 年。口黏，舌质红，舌苔白，脉沉细。

辨证：痰热内蕴。

治法：清热化痰，健脾泄浊。

处方：清半夏 12g，陈皮 9g，茯苓 12g，炙甘草 9g，竹茹 15g，炒枳壳 15g，黄连 30g，知母 12g，炒酸枣仁 15g，生白术 12g，菊花 9g，生黄芪 30g，远志 9g，防风 12g。7 剂，每日 1 剂，分两次水煎，滤渣取汤汁 450mL，每次 150mL，1 日 3 次，餐后 30 分钟温服。

二诊：诸症略减，前方加泽泻 15g，首乌藤 30g，石菖蒲 9g，继服 7 剂。

按语：患者为痰湿体质，痰浊渐瘀化热，痰热扰心，则夜寐差。痰邪上犯阻于脑络则肢体麻木随之而发。痰热内蕴，郁而不化，上扰清空，则变化百出，清阳不升则脑鸣。李玉贤认为"麻主风，木主痰"。《汤头歌诀》："百病多因痰作祟，顽痰怪症力能匡。"李玉贤以黄温胆汤化裁治疗本病。

方中二陈化痰，竹茹、黄连清热化痰，枳壳理气化滞，加白术健脾泄浊，知母配防风祛风凉肝、止肢体麻木。菊花清头目，茯苓淡渗利湿以泄湿浊。痰邪闭阻清窍，则清阳不升。现用健脾化痰，再加黄芪益气升阳，清窍气血得养，则脑鸣可减。另加炒酸枣仁、远志宁心化痰安神，用药层叠，环环相扣，足见此方化裁之妙。本病脉证合参，如为风痰上扰证，治疗以半夏白术天麻汤化裁，并增入养心宁神之品为佳。

验案 4　肝郁血虚案

张某，男，44 岁。就诊日期：2015 年 5 月 12 日。

主诉：入睡困难 3 个月，加重 1 周。

现病史：患者自诉，3 个月前长期夜间工作后逐渐出现入睡困难，未予重视，后病情加重，经多方治疗，效果欠佳，故寻李玉贤诊治。刻下患者入睡困难，心悸、心烦，二便尚调。舌质红，苔黄腻，脉弦滑。

辨证：肝郁血虚。

法治：清肝解郁，宁心安神。

处方：清半夏 12g，黄芩 15g，柴胡 24g，黄连 12g，大黄 15g（后下），赤芍 12g，炒枳实 15g，炒麦芽 30g，生地黄 30g，炒酸枣仁 60g，首乌藤 30g，远志 12g，琥珀粉 12g(冲服)，阿胶 6g(烊化)，珍珠母 30g，大枣 12 枚。3 剂，每日 1 剂，分两次水煎，滤渣取汤汁 450mL，每次 150mL，1 日 3 次，餐后 30 分钟温服。

二诊：2015 年 5 月 18 日。舌质红，舌苔白腻，脉弦滑，夜寐欠安，不服安眠药可入睡 5～6 小时，心情向安，心悸愈，前方加茯苓 15g，减珍珠母，继服 5 剂而愈。

按语：不寐一证，轻则入睡困难，重则彻夜难眠，病位在心，涉及肝胆、脾胃、肾，病理变化总属阳盛阴衰，阴阳失交，阳不入阴。其病或由心脾两虚、气血不足，肝郁化火、阴虚火旺所致，虚证多而实证少，兼有虚实夹杂之证。本患者因劳累过度而发，结合症、舌、脉象，辨证为肝郁血虚，肝阳上亢，心神失宁，实证多，虚证少，以大柴胡汤加减。

大柴胡汤疏肝气、清肝热，加珍珠母平肝潜阳，再用大剂生地黄、炒酸枣仁补肝血、敛肝阴、养心血。阿胶配黄连引阳入阴，琥珀宁心安神兼化瘀通心脉。首乌藤、远志安神宁心。诸药合用，养心调肝，使患者肝清神宁，睡眠改善。后经养心调肝之品继续调养，患者病情渐以痊愈。本例辨为肝郁血虚，以大柴胡汤疏肝，又有黄连阿胶鸡子黄汤之义。

验案 5　阴虚火旺案

杨某，女，62 岁。就诊时间：2014 年 9 月 21 日。

主诉：入睡困难 1 个月，加重 1 周。

现病史：患者自诉反复入睡困难 1 个月，1 周前明显加重，并伴胸闷、心慌，入夜为甚，常感神疲乏力，大便干结，溲黄，纳食如常。冠状动脉支架术后 1 年，放置支架 3 枚。舌质暗红，苔薄白，脉弦缓。

辨证：阴虚火旺。

治法：滋阴降火，养心安神。

处方：酸枣仁 30g，黄连 9g，竹茹 15g，清半夏 12g，茯苓 15g，茯神 15g，首乌藤 15g，远志 12g，炒枳实 15g，瓜蒌 15g，薤白 9g，陈皮 9g，炙甘草 9g，紫石英 30g（先煎），川芎 9g，牡丹皮 9g，琥珀粉 9g（冲服），黄芪 30g。5 剂，每日 1 剂，分两次水煎，滤渣取汤汁 450mL，每次150mL，1 日 3 次，餐后 30 分钟温服。

二诊：患者夜寐增，心悸、胸闷向愈，神疲乏力减轻，仍溲黄，大便干结。溲黄，乃心火下移小肠所致，大便干结乃阴液亏于下焦之症，故前方加生地黄 24g，再服 7 剂。

三诊：患者夜寐安，入夜心悸、胸闷未再发作，二便调。前方继服 7 剂，以巩固疗效。

按语：《素问·六节藏象论》曰："心者神之主……肝者，罢极之本，魂之居也。"因此不寐与心肝关系最为密切，且与阴虚有关，肝之阴血不足，母子相传则心病，魂不内收则不寐。表里相传，则胆病，胆失疏泄，气机郁滞，木郁土壅，脾胃升降失和，痰湿内生，郁而化热，上扰心神，也能致心烦不寐，故治疗肝血虚之不寐应虚实兼顾，疗效最捷，故方黄连温胆汤加减。

温胆汤方出自《备急千金要方》，由半夏、枳实、陈皮、竹茹、甘草、生姜六味药组成，主治大病后虚烦不得眠，并指出其病因是胆寒故也。寒者温之，故方中生姜、陈皮用量独重。

宋代陈无择《三因极一病证方论》使用温胆汤有"三见"，其中，见于"虚烦"和"惊悸"用药相同。即用《备急千金要方》原方加茯苓、大枣，生姜则由原来的四两减为五片。指征不再说是"胆寒"，而说是"气郁生涎（痰），变生诸证"，主治也扩充为"心胆虚怯，触事易惊，或梦寐不详……或短气悸乏，或复自汗，或四肢浮肿，饮食无味，心虚烦闷，坐卧不安"。由此可见，《三因极一病证方论》进一步扩大了温胆汤的主治定位，并拓宽了其适应范围。"痰涎"和"气郁"所变生的诸症都可应用温胆汤，可随具体病情加减变化。如偏寒者加大生姜、陈皮用量；偏热者可加黄芩、黄连。单加黄连则名黄连温胆汤（《六因条辨》）。其他方，如十味温胆汤、蒿芩清胆汤均由温胆汤演变而来。凡属气郁生痰，痰郁化热，内扰心神而致的病证并伴随自主神经功能紊乱者均可应用。舌苔黄腻或白黄厚腻，脉滑或弦滑等为其关键指征，"痰热"表现为其中心证候。

第三节　中风

中风指脑血管意外等疾患，又称"卒中"。"风"指"内风"，可因阴精亏损，或暴怒伤肝，使肝阳偏亢，肝风内动；或嗜食肥甘厚味，痰热内壅而化风；或气血亏损而生虚风。《医经溯洄集·中风辨》"殊不知因于风者，真中风也；因于火、因于气、因于湿者，类中风，而非中风也"，可简称真中，与类中风之风从内生者不同。《医略十三篇》"真中风者，真为风邪所中"，症见猝然仆倒，昏不知人，或口眼歪斜，半身不遂，舌强不能言。《灵枢·刺节真邪》篇云："虚邪偏客于身半，其入深，内居营卫，营卫稍衰则真气去，邪气独留，发为偏枯。"《素问·风论》云："风之伤人……或为偏枯。"偏枯即半身不遂，是中风病的一个重要症状。外见寒热等六经形症者，治以疏解风邪为主；内有二便不通，形气尚盛者，治以通利为主；外无六经之形症，内无便溺之阻隔，仅见口眼歪斜，言语不利，或半身不遂等症者，宜养血祛风。中风闭证，痰涎壅盛，昏不知人者，先与开窍；脱证见口开、手撒、眼合、遗尿、鼻鼾、汗多者，治宜扶正固脱。李玉贤对于中风的治疗善于从益气通脉、化痰开窍、兼疏肝解郁立法治之。在选用益气通脉、化痰开窍之药的同时，注意疏肝解郁、清热凉血、活血散瘀。

验案　气虚血瘀，风痰阻络案

张某，女，62岁。就诊日期：2014年3月3日。

主诉：右侧肢体无力伴言语不利1个月，加重1周。

现病史：患者1个月前因血压控制不稳定，夜间突发右侧肢体无力伴言语不利，病情进行性加重，出现神志恍惚、言语不利、头晕、头疼、恶心、呕吐，当地医院急诊治疗，头颅CT示左侧基底节区梗死，左侧额叶梗死。当地医院住院治疗近 2 周，生命体征平稳，患侧肢体功能有所恢复，好转出院。近 1 周患者因情绪不稳，患者右侧肢体活动受限加重伴言语不利，生活不能自理，烦躁、易怒、易哭闹，故来寻求李玉贤诊治。刻下烦躁易怒，纳食少，大便偏干，小便正常。既往高血压病史 20 年，2 型糖尿病史 10 年。查体意识清楚，回答问题喉间有声，语不得出，右侧上肢肌力、右侧下肢肌力Ⅱ级，足下垂，踝关节和足趾背屈均无力。血压 130/88mmHg，血糖 6.3mmol/L。舌质暗红，苔白腻，脉细滑。

辨证：气虚血瘀，风痰阻络。

治法：益气通脉，化痰开窍。

处方：炙黄芪 30g，全当归 12g，潞党参 15g，干地龙 12g，清半夏 12g，炒白术 18g，明天麻 15g，石菖蒲 12g，胆南星 9g，淡全蝎 3g，合欢皮 30g，牡丹皮 15g，陈皮 15g，炒麦芽 30g。7 剂，每日 1 剂，分两次水煎，滤渣取汤汁 450mL，每次 150mL，1 日 3 次，餐后 30 分钟温服。

二诊：2014 年 3 月 10 日。患者家属代述，服药 3 剂后，患者情绪逐渐趋于平稳，烦躁易怒缓解，肢体功能较前恢复，纳增，咳少量黏痰，服药 5 剂后，喉间语声能出，可发单音。血压 130/84mmHg，舌质淡红，苔薄白，苔根部微腻，脉细滑。前方黄芪加至 60g，另加天竺黄 9g。继服 14 剂，水煎服。

三诊：2014 年 3 月 24 日。服药 14 剂后，患者情绪平稳，吐字清楚，肢体活动较前明显恢复。血压 130/82mmHg，右侧上肢肌力、右侧下肢肌力Ⅲ级。舌质淡红，苔薄白，脉细滑。前方减牡丹皮、胆南星，加生地黄 24g，麦冬 15g，继服 30 剂。

四诊：1 个月后患者来诊，肌力恢复，肢体协调功能较好，言语清楚，但欠利。后经半年调理，患者言语功能基本恢复，日常交流并无问题，生活已能完全自理。

按语：患者中风属于水亏木旺，引动肝风夹痰上扰清窍，阻于脑络而发。治疗本证应标本兼顾，但因久病伤感，情绪波动，出现肝郁气滞，导致病情加重。纵观舌、脉、症，本证以痰湿内盛夹瘀为主要病机，故选二陈汤为主方化裁。

如果方中选用滋肾之品，则易助湿生痰阻碍气机，更不利于肝郁的治疗。故此，初诊时，李玉贤从益气通脉、化痰开窍、兼疏肝解郁立法治之。方中在选用益气通脉、化痰开窍之药的同时，加入合欢皮配牡丹皮，其中牡丹皮清热凉血、活血散瘀，合欢皮解郁安神，两药相合，疏肝凉肝，兼通肝络气血，患者情绪趋于平稳。随着益气扶正和化痰通络药量的增大，患者舌苔渐化，说明其体内的络脉痰湿瘀阻正在逐步解除，故又减去辛燥化痰之品，并加入滋肾养阴之药，以达固本滋源的目的。经悉心调理及康复训练，言语清晰，生活自理。从此验案可以看出李玉贤诊病用药慎察病机，注重标本缓急，扶正祛邪，以达治疗根本的目的。

第四节 咳嗽

咳嗽是指因外感或内伤等因素，导致肺失宣肃，肺气上逆，冲击气道，以发出咳声或伴咳痰为临床特征的一种病证。

《黄帝内经》（以下简称《内经》）对咳嗽的成因、症状及证候分类、证候转归及治疗等问题已作了较系统的论述，其中气候变化、六气影响及肺可以导致咳嗽，如《素问·宣明五气》云"五气所病……肺为咳"，《素问·咳论》云"五脏六腑皆令人咳，非独肺也"，强调了肺脏受邪及脏腑功能失调均能导致咳嗽的发生，并指出了证候转归和治疗原则。《伤寒杂病论》也具体描述对咳嗽进行辨证论治的思想。咳嗽既是独立性的病证，又是肺系多种病证的一个症状。肺气不清，失于宣肃，上逆作声而引起咳嗽为本病证的主要特征。由于感邪的性质、影响的脏腑、痰的寒热、火的虚实等方面的差别，咳嗽有不同的临床表现。

李玉贤对于咳嗽的治疗强调分清邪正虚实，实证以祛邪利肺为治疗原则，根据风寒、风热、风燥的不同，应分别采用疏风、散寒、清热、润燥治疗。邪实正虚者以祛邪扶正、标本兼顾为治疗原则。

咳嗽的治疗，除直接治肺外，还应从整体出发注意治脾、治肝、治肾等。外感咳嗽一般均忌敛涩留邪，当因势利导、宣畅肺气；内伤咳嗽应防宣散伤正，注意调理脏腑、顾护正气。咳嗽是人体祛邪外达的一种病理表现，治疗决不能单纯见咳止咳，必须按照不同的病因分别处理。

临床所见咳嗽较多为外感咳嗽，《河间六书·咳嗽论》"寒、暑、湿、燥、风、火六气，皆令人咳嗽"即是此意。由于四时主气不同，因而人体所感受的致病外邪亦有区别。风为六淫之首，其他外邪多随风邪侵袭人体。《景岳全书·咳嗽》载"外感之嗽，必因风寒"，所以外感咳嗽常以风为先导，或夹寒，或夹热，或夹燥，其中尤以风邪夹寒者居多。

验案 1　外邪束表，痰热蕴肺案

曹某，女，42 岁。就诊日期：2014 年 12 月 10 日。

主诉：咳嗽咳痰反复发作 3 个月，加重 5 天。

现病史：患者自诉 3 个月前因感冒诱发咳嗽、咳痰频作，口服药物治疗不效，经输液治疗，感冒诸症缓解，咳嗽、咳痰减轻，但未痊愈。此后咳嗽、咳痰间歇性发作，咳痰量多、色黄白相间，遇受凉加重，自服止咳化痰药物治疗可控制。5 天前，因受寒诱发咳嗽、咳痰，伴咽痛，自服药物咽痛减轻，但日间咳嗽咳痰加重伴遗尿，夜间咳嗽咳痰间断发作，来我处就诊。刻下精神欠佳，咳嗽、咳痰，日间为重，咳痰量多，色黄白相间，咳甚则遗尿。纳可，夜尿频，大便调。双肺呼吸音粗，胸片示双肺及纵隔未见异常。舌质红，苔薄白，脉浮滑。

辨证：外邪束表，痰热蕴肺。

治法：疏风透邪。

处方：全当归12g，生地黄15g，清半夏15g，白茯苓15g，陈皮15g，生姜15g，苦杏仁15g，嫩白前12g，荆芥穗15g，玉桔梗12g，金银花15g，连翘壳15g，潞党参15g，炙甘草9g。3剂，每日1剂，分两次水煎，滤渣取汤汁450mL，每次150mL，1日3次，餐后30分钟温服。

二诊：2014年12月14日。服药后咳嗽、咳痰明显减轻，痰量减少，痰色转白，夜间咳止，遗尿止，迎风受凉易反复。双肺呼吸音清，未闻及干湿性啰音。舌质红，苔薄白，脉细滑。结合舌、脉、症，说明患者表证已解，原方减金银花、连翘透邪出表之品；陈皮、生姜、荆芥穗各减为9g，清半夏减为12g，以防诸药辛温化燥伤阴，另加防风15g，炒僵蚕12g，蝉蜕12g，徐长卿15g。5剂，煎服方法同前。

三诊：2014年12月20日。偶有咳嗽、咳痰，余无不适。舌质红，苔薄白，脉滑缓，加黄芪15g，继服7剂。

按语：李玉贤治疗咳嗽经验丰富，曾创止咳八法用于治疗肺系疾病之咳嗽。根据本地气候特点，临证中李玉贤使用最频繁的当属透表宣肺法和滋肾化痰法。本患者因感受外邪诱发咳嗽咳痰迁延不愈，复感寒邪症状加重。

初诊，李玉贤辨证为外邪束表，痰热蕴肺，兼肺肾两虚证。方药以自拟方久咳汤合银连解表汤化裁。初诊治疗以清透并用兼滋肾益肺为大法。二诊，随着表证的解除，温肺滋肾之品的作用发挥，使肺主通调水道之功得复，膀胱气化之令得行，遗尿亦止。李玉贤去金银花、连翘寒凉之药，用熟地黄易生地黄，养血滋阴、补肾益肺之效更专，另加防风、僵蚕、蝉蜕、徐长卿等疏风化痰、解痉止咳，使患者咳嗽诸症很快缓解。李玉贤认为久咳不愈，出现气道痉挛反应，炒僵蚕、蝉蜕、徐长卿三药配伍解痉止咳，具有解除气道痉挛之效。三诊，李玉贤以益气固表之黄芪、防风金水相生，填精补虚，培补久咳损伤的肺津和肺气，使临床疗效得以巩固，患者身体得到康复。本病例患者的诊治特色是李玉贤在肺肾同治、培本清源的同时，加入解痉止咳之品，迅速缓解咳嗽，最终使患者的久咳得以治愈。

验案2 气虚感冒案

杨某，男，38岁，汉族。就诊日期：2017年3月11日。

主诉： 反复咳嗽、咳痰两年，加重1个月余。

现病史： 患者自诉近两年来乏力易外感，咳嗽，咳白痰，偶有黄痰，恶风寒。近1个月来诸症反复，并加重伴头痛、头蒙、鼻塞流涕，倦怠乏力，气短懒言，胸膈满闷，X线片提示肺纹理增多变粗。舌质淡胖，苔薄白，脉浮缓无力。

辨证： 气虚感冒。

治法：益气解表，理气化痰。

方药：潞党参 15g，紫苏叶 12g，粉葛根 15g，白前 12g，炒枳壳 12g，陈皮 12g，玉桔梗 10g，云茯苓 12g，清半夏 12g，木香 8g，炙甘草 8g，白术 15g，青防风 12g，黄芪 30g，金银花 18g，连翘 9g。7 剂，每日 1 剂，分两次水煎，滤渣取汤汁 450mL，每次 150mL，1 日 3 次，餐后 30 分钟温服。

二诊：患者自觉诸症减轻，纳增，续服 7 剂痊愈。

按语：本病体虚为本，表邪缠绵不去，应健脾扶正为主，辅以解表、化痰止咳。《证治汇补·伤风》曰："如虚人伤风，屡感屡发，形气病气俱虚者，又当补中，而佐以和解，倘专泥发散，恐脾气益虚，腠理益疏，邪乘虚入，病反增剧也。"咳嗽虚证，以健脾为要，又恐发散太过，拟方参苏饮加减。

本方治疗感冒风邪，发热头痛，咳嗽声重，涕唾稠黏。党参补气健脾、扶正祛邪，紫苏叶发表散寒、行气宽中，葛根解肌透邪，半夏化痰，前胡降气祛痰，杏仁止咳平喘，陈皮燥湿化痰，枳壳宽胸利气，茯苓健脾渗湿。方中以党参扶正，紫苏叶解表，金银花、连翘除邪。外邪侵犯肺卫一般都有肺卫表证，因而初起治法，以解表散邪为主，如虚人感冒，外感频发，正气愈虚，邪气留恋，又当扶正与祛邪兼顾，参苏饮即为此类方剂。体虚之人，季节交替，应常感寒热，调补虚衰，正气足，则邪不可干。时行感冒传染力强，虚人应避之，积极预防。

李玉贤在治疗感冒咳嗽时，主张体不虚者，当以祛邪发表，体虚者兼以补中，感冒前期解表为主，体虚者补之，体虚邪恋者，补虚解表同重。感冒合有他病，先以解表治表为主，表虚解，兼治他病，不然易引邪入里，得不偿失。治感冒应察虚实，审轻重，辨寒热，顺时令。对体虚者，固其卫气，兼解风邪，无专行发散，以免重伤肺气。

第五节　梅核气

中医学所称的"梅核气"是一种咽异感症，指因情志不遂，肝气瘀滞，痰气互结，停聚于咽所致。以咽中似有梅核阻塞、咳之不出、咽之不下、时发时止为主要表现的一类疾病。临床以患者出现咽喉中有异常感觉，但不影响进食为主要特征。发病人群多以女性患者为主，《金匮要略·妇人杂病脉证并治》载"妇人咽中如有炙脔"。严重者感觉咽中脔肉梗塞，痛苦不堪。梅核气多由情志不畅，肝气郁结，结于咽喉或肝郁脾滞，痰气结于咽喉引起。梅核气发作时病位自觉在喉中。

验案 1　痰气交阻案

马某，女，42岁，回族。就诊日期：2016年2月。节气：

雨水。

主诉：咽喉不利，如物梗阻，反复发作 2 年余。

现病史：患者自诉两年来常感咽喉不适，如有物梗，咳之不出，咽之不下，胸闷抑郁，善叹息，胃脘不畅，纳食不佳，偶咳白黏痰，夜寐不安，易醒多梦，二便调。月经周期 28 天左右，经量少，偶有并月。舌淡胖，苔浊白微黄，脉沉弦。

辨证：痰气交阻。

治法：行气化痰。

处方：清半夏 12g，厚朴 12g，茯苓 20g，紫苏叶 12g，生姜 9g，陈皮 15g，炙甘草 8g，远志 12g，炒酸枣仁 15g，黄连 9g。7 剂，每日 1 剂，分两次水煎，滤渣取汤汁 450mL，每次 150mL，1 日 3 次，餐后 30 分钟温服。

二诊：患者自觉咽喉渐渐舒畅，胸闷减轻，纳增，寐向安，仍有叹息，前方加淮小麦 30g，大枣 5 枚以养心脾，续服 7 剂，诸症大减，后续加减，调理月余，痊愈。

按语：本病因情志不遂，郁而伤脾，脾虚湿起，聚而痰成，痰气交阻，郁痰于喉，有外感邪气所伤，反复不愈，久而结喉，为痰气交阻所致。此病得于七情郁气凝滞而生，以小半夏加茯苓汤主之。

组方中半夏化痰开结、和胃降逆，厚朴行气开郁为主。紫苏叶开宣肺气、行气宽中，助半夏、厚朴宽胸畅中、宣通肺气。茯苓助半夏化痰祛湿，生姜助半夏、厚朴和中降气化痰。陈皮理气调中、燥湿化痰，助半夏化痰开郁。远志、酸枣仁调情志、养心神。黄连苦寒，燥湿泻心火。炙甘草调和诸药，使气疏痰去，病自愈矣。

李玉贤主张健脾护胃，脾旺而不受邪，脾健则气血生。李玉贤常说"女子多气郁，心机不畅，郁而伤脾，脾伤则痰饮内生，上犯咽喉，加气阻滞，郁而后结"，故治此类病应调畅情志，药物与心理疏导共行，而事半功倍。

李玉贤在诊疗中，注重整体观念、天时地理、气候节气、生命旺盛、无恙无痰，李玉贤临证善用经方的药物配伍剂量及特殊煎服方法，不会随意更改，临证中遇疑难杂病，谨审病机循证制方，即使专病专方也随证加减，不拘泥于常，常见效著。李玉贤认为今人因环境、气候、饮食结构改变，社会节奏加快，多郁多燥，伤肝损脾，诸痰而生，应常畅情志，顾护脾胃，疏肝健脾，用药恰当，诸痰去速。

验案 2 肝郁脾虚案

李某，女，43 岁。就诊日期：2016 年 2 月 17 日。

主诉：咽部梗塞不适反复发作 5 年，加重伴胸闷气憋 1 个月。

现病史：患者自诉 5 年前因生气出现咽部梗塞不适，如有痰涎黏于咽喉，咳吐不出，吞咽不下，经当地中医治疗症状缓解。但此后每遇生气易发，1 个月前，因家庭变故，咽部梗塞不适症状再次出现，且较前更为严重，来寻求李玉贤诊治。刻下患者自觉喉部气憋如窒，烦躁恐惧，纳差，大便溏。舌质红，苔白腻，脉弦滑。

辨证：肝郁脾虚。

治法：疏肝解郁。

处方：半夏12g，厚朴18g，紫苏梗12g，茯苓30g，浙贝母18g，生牡蛎30g，夏枯草30g，陈皮15g，合欢皮30g，石菖蒲12g，白芍30g，炒麦芽15g，生姜15g，炙甘草9g，大枣5枚。5剂，每日1剂，分两次水煎，滤渣取汤汁450mL，每次150mL，1日3次，餐后30分钟温服。

二诊：患者诸症悉减，前方继服7剂，获效痊愈。

按语：李玉贤认为此患者易怒，肝郁气滞，影响气机调畅。肝郁乘脾，湿郁不化，聚湿生痰，痰气交阻，相兼为患。阻于胸中则胸闷气憋，循经上逆，阻于咽喉，则咽部如物阻塞，吞咽不利。气郁甚者，结于咽喉不散，则患者喉部气憋如窒，烦躁欲死。平素纳差，大便溏，为肝郁乘脾所致，舌苔脉象为脾虚痰湿、痰气交阻之症。

李玉贤临证善用脏腑辨证和经络辨证等指导选方用药。对于本例患者，其主张急则治其标，初诊以疏肝解郁、化痰利咽为主，配伍精妙，化痰降气而兼有解郁散结之品，以加强理气消痰之效。此方中用半夏配厚朴化痰降气。浙贝母、生牡蛎、夏枯草配合欢皮解郁散结，此两组药物配伍化痰散结、理气宽胸之效甚速。另肝脾胃同调，健脾化痰同用，疏肝和胃。茯苓配紫苏梗健脾渗湿，除生痰之源。白芍配合欢皮疏肝缓急，炒麦芽配生姜、石菖蒲，温中化湿、疏肝和胃、缓急解痉。李玉贤认为，紫苏叶偏于发表散寒，紫苏梗偏于化湿消痰，故用半夏厚朴汤治疗梅核气时，常用紫苏梗替代紫苏叶。肺脾肝同治，健脾疏肝、清肺化痰，三脏同治，一疏肝经郁滞，二除生痰之源，三清储痰之器，使痰气为患之标本均除，而使患者病获痊愈。

第六节　胸痹

胸痹是以胸部憋闷、疼痛，甚则胸痛彻背，气短，喘息不得卧等为主要临床表现的病证。本病多由上焦阳气不足，阴寒、痰浊、瘀血等留聚胸中，使气机不得宣通所致。此病多见于中老年人，《内经》《金匮要略》中对于胸痹多有记载，有专篇对其病因、症状、治疗等作了较为详细的论述，本病发生多与寒邪内侵、饮食失调、情志失节、劳倦内伤、年迈体虚等因素有关，病机有虚实两方面。寒邪内侵，寒主收引，遏制阳气，使得血行不畅发为本病；饮食失调、饮食失节、过食肥甘厚味或嗜烟嗜酒，导致脾胃损伤，运化失调，聚湿生痰，上犯心胸，阻遏心阳，气机不畅，心脉痹阻而发为此病。情志失节，忧思伤脾，脾失健运，聚湿成痰；郁怒伤肝，肝气郁滞，甚则气郁化火，灼津成痰。气滞和痰阻均可使血行不畅，心脉痹阻，而发为胸痹。而劳倦伤脾，脾虚失运，气血化生无源，心脉失养而出现胸痹；或积劳伤阳，心肾阳微，鼓动无力，胸阳不振，阴寒内侵，血行不畅而发为胸痹。年迈体虚，肾气虚损，精血渐减，肾阳虚衰，则不能鼓舞五脏之阳，肾阴亏虚，则不能润养五脏，心脉失于温养而发为胸痹。李玉贤认为胸痹的主要病机为心脉痹阻，病位在于心，涉及肝、脾、肾、肺等脏。心、肝、脾、肾、肺气血阴阳不足，心脉失养，不荣则痛，气滞、血瘀、寒凝、痰湿等痹阻心脉，不通则痛。

验案 1 肝肾阴亏案

高某，男，65 岁。就诊日期：2014 年 7 月。

主诉：胸闷、心慌间断发作 10 年加重 1 个月。

现病史：患者自诉胸闷、心慌间断发作 10 余年，未予重视，近期因劳累上症加重 1 个月，经多方求治疗效欠佳，故来就诊。刻下患者形体偏胖，心慌、胸闷，伴乏力、气短、腰困等症。心电图提示室性期前收缩，三联律；血压 150/95mmHg。舌质暗淡，苔薄白，脉细滑兼有结代。

辨证：肝肾阴亏。

治法：滋补肝肾，养心安神。

处方：炙甘草 12g，干姜 9g，党参 18g，桂枝 15g，阿胶 12g（烊化），生地黄 60g，瓜蒌 15g，薤白 9g，琥珀粉 12g（冲服），清半夏 12g，麦冬 15g，火麻仁 15g，茯苓 15g，茯神 15g，桑寄生 15g，大枣 5 枚，杜仲 30g，牡丹皮 12g。7 剂，每日 1 剂，加入清酒 50mL，分两次水煎，滤渣取汤汁 450mL，每次 150mL，1 日 3 次，餐后 30 分钟温服。

二诊：心慌、胸闷、气短、腰困均逐渐减轻，仍感乏力。而近日活动量大时感胸痛隐隐，血压 110/95mmHg，舌质暗淡，苔白腻，脉结代。原方加黄芪 30g，丹参 15g，陈皮 15g，白豆蔻 9g，杏仁 9g，薏苡仁 30g，继服 7 剂。

三诊：心慌、胸闷、气短已不明显，腰困愈，血压 115/85mmHg，舌质红，苔薄白，脉结代少发。前方改琥珀粉 6g（冲服），阿胶 3g（烊化），加五味子 9g，葛根 30g，继服 14 剂，煎服法同前。巩固疗效。

按语：脉证合参，本案为气血两虚之胸痹，治用炙甘草汤益气养血而通脉。方中以炙甘草、党参、麦冬、大枣为君，生地黄、阿胶为臣。气为血帅，血为气母，是取炙甘草汤复脉之功矣。

李玉贤在本方中重用生地黄 60g，阿胶 12g，以峻补阴血、养心宁神。恐阴药滋腻取"三仁"，以杏仁宣利上焦肺气，白豆蔻行气宽中，薏苡仁健脾渗湿利下，三药相合通利三焦；补阴药乃静药，非动药推之则不能起效，故用桂枝、干姜、清酒等温阳通脉，使阴药得以发挥作用。此患者血压不稳，李玉贤认为乃阴血不足，肝血虚而不敛，致肝阳上亢，导致血压升高不稳定，故在重用生地黄时，加入大剂杜仲滋补肝肾之精，以滋水涵木，牡丹皮凉血平肝，桑寄生补肾泄浊，有利尿降压之效，肝肾同调，使患者血压趋于平稳。李玉贤诊治此病，对兼症较多者，常以治心为主，上、中、下三焦兼顾，为其治疗大法。

验案 2 痰湿瘀阻案

刘某，女，64 岁。就诊日期：2015 年 3 月 19 日。

主诉：胸闷、气短间歇性发作 1 个月，伴上眼睑浮肿 1 周。

现病史：患者自诉近 1 个月无明显诱因出现胸闷、气短，伴有心悸、失眠、脑鸣，近 1 周上眼睑出现浮肿，手指肿胀，大便干结，故来诊。舌质淡红，苔薄白有裂纹，脉沉弦滑。

辨证：痰湿瘀阻。

治法：化痰逐瘀。

处方：瓜蒌 15g，薤白 9g，炒酸枣仁 15g，远志 12g，枳实 15g，首乌藤 30g，防风 12g，冬瓜皮 30g，泽泻 15g，丹参 15g，黄芩 15g，川芎 9g，石菖蒲 12g。7 剂，每日 1 剂，分两次水煎，滤渣取汤汁 450mL，每次 150mL，1 日 3 次，餐后 30 分钟温服。

二诊：胸闷、气短，上眼睑浮肿显减，大便已爽，前方加沉香 15g。

按语：患者年迈，心阳本已不足，推动血行无力，故心血瘀阻、胸阳不足而见胸闷、气短。心阳不足，血不养心，故见心悸失眠。心血瘀阻，水湿泛溢肌肤故见手指肿胀、眼睑浮肿。综合症、舌、脉，患者还有风湿内盛之征，湿瘀水停不化，生瘀阻络，易加重病情。

李玉贤组方以瓜蒌、薤白、枳实开胸化痰，炒酸枣仁、远志、首乌藤养阴敛神，石菖蒲畅心志、化痰浊，黄芩清上血之瘀热以宁心火。另以防风解表、祛风除湿、祛肌腠风水，促进水肿消退。冬瓜皮、泽泻利水消肿，加党参、川芎活血通脉，促进血脉运行。血行则气和，阳气自复。李玉贤二诊加大剂沉香以温肾纳气，促进膀胱气化，使小便通利，水湿之邪随小便去，全方配伍之妙在清上达下，导水顺势而下，水湿得化，则津液四布。治胸痹，总以不离仲景之法、通阳宣痹之要，酌情加减，每收良效。

验案3　痰气郁滞，气虚血瘀案

张某，男，62岁。就诊日期：2013年9月13日。

主诉：胸闷、胸痛间歇性发作12年，加重3天。

现病史：患者自诉间歇性胸闷、胸痛12年，并伴有气短反复发作，遇劳累加重，影响日常生活。3天前，因生气胸部闷痛再次发作，活动后加重。自服药物治疗欠佳，故来就诊。刻下胸闷，胸痛呈压榨样，伴气短，乏力，纳呆，夜寐欠安，情绪不宁，二便正常。心率78次/分，心律齐，心音低钝。心电图示下壁心肌缺血。舌质暗淡，苔白腻，脉弦滑。

辨证：痰气郁滞，气虚血瘀。

治法：理气化痰，益气通脉。

处方：瓜蒌 15g，薤白 9g，清半夏 12g，琥珀粉 15g（冲服），石菖蒲 12g，炒枳实 12g，党参 15g，丹参 15g，合欢皮 30g，炒麦芽 15g，生姜 6g，大枣 5 枚。3 剂，每日 1 剂，分两次水煎，滤渣取汤汁 450mL，每次 150mL，1 日 3 次，餐后 30 分钟温服。

二诊：2013 年 9 月 17 日。胸闷、胸痛、气短均明显减轻，纳增，心情平静，夜寐向安，仍乏力，二便正常。舌质红，苔白微腻，脉细滑。前方加生晒参 6g（另煎兑服），黄芪 30g，龙眼肉 9g，继服 7 剂。

三诊：2013 年 9 月 24 日。诸症均减。舌质淡红，苔白微腻，脉细滑。改炒琥珀粉 9g（冲服），枳实 9g，龙眼肉 12g，去生晒参，继服 7 剂。

患者后续就诊 3 个月，诸症愈后停药。半年后随访，未再复发。

按语：本患者冠心病史 12 年，结合主诉及体征，李玉贤从痰气郁滞兼气虚血瘀论治。此证属虚实夹杂，患者久病耗伤心气，兼痰瘀互结阻于心络，使心肌失养，复加生气，形成痰、瘀、气互结胸中的复杂病机，导致胸中气机郁滞，兼痰瘀互阻心脉。故李玉贤用经验方化痰通脉汤为主方化裁治之。

组方中以瓜蒌、薤白、清半夏、炒枳实、琥珀、党参、丹参为基础方，随证加减，而不离化痰宽胸、益气通脉，使患者得以康复，病邪无存。

验案4 心阳不足，血瘀血虚案

李某，男，54岁。就诊日期：2013年10月7日。

主诉：胸闷、心慌间断性发作3年，加重3个月。

现病史：患者自诉因胸闷、心慌间断发作3年，伴气短、乏力等症，影响日常生活，工作紧张或劳累易发病，近3个月病情加重。患者既往心律失常（室性心律失常）病史3年，于2013年8月15日在当地医院行射频消融术。心率102次/分，心律不齐。心电图示窦性心律不齐（频发室性期前收缩）。刻下胸闷，心慌，气短，怕冷，易惊，纳少，乏力。二便正常。舌质暗淡，苔薄白，脉结代。

辨证：心阳不足，血瘀血虚。

治法：温阳通脉，补血宁心。

处方：炙甘草12g，桂枝9g，党参15g，麦冬15g，生地黄30g，阿胶9g（烊化），紫石英30g（先煎），火麻仁12g，丹参15g，干姜9g，大枣12枚，炒麦芽15g。7剂，紫石英先煎30分钟，除阿胶外，余药取白酒与水各半加盖浸泡30分钟，与紫石英同煎30分钟，煎两次，共取药汁约450mL，取阿胶烊化入药液中。1日3次，早中晚饭后温服。

二诊：2013 年 10 月 15 日。诸症明显减轻，纳增，二便正常。心率 84 次 / 分，心律不齐。舌质暗淡，苔薄白微腻，脉结代。前方减党参，加生晒参 6g（另煎兑服）；另加砂仁 3g，琥珀粉 6g（冲服），泽泻 15g，继服 7 剂。

三诊：2013 年 10 月 23 日。诸症向愈。心率 86 次 / 分，心律不齐偶发。舌质红，苔薄白，脉沉细。继服 7 剂。

患者连续治疗半年，临床症状消失，能耐疲劳，日常生活工作均不受影响。为防止病情复发，巩固疗效，后仍坚持间断服药。随访 1 年，未再复发。

按语：李玉贤认为仲景炙甘草汤为治疗心律失常（包括房性和室性期前收缩）的主要方剂，疗效显著，患者主要症状为心慌，怕冷，乏力，舌暗淡。病机为心阳不足，兼血瘀血虚，治法温阳通脉、补血宁心，以仲景炙甘草汤化裁治之。

李玉贤对该患者用药配伍之精妙有二，一曰守经方经旨，临证并能灵活变通，是李玉贤善用《金匮要略》专病专方之诊疗思想的具体体现；二曰用药配伍简约，效专力宏，特别是诸使药之用，选药精妙。患者易惊，则从心之阴阳不足论治，阳虚心脉推动无力，阴虚脉道不充，阴阳两虚则心神失养，魂不守舍，则心悸易惊，李玉贤用温阳滋阴药使心之阴阳气血调和，加紫石英、琥珀宁心定悸之品，助魂魄自安，而使易惊自止；李玉贤用清酒之妙，在于不论男女，病重者必酒水各半配伍，温通百脉，以调和阴阳，引诸药达病所，使心脉中气血自复，心动自宁。按照专病用专方，再随证加减的原则，随兼证之转化，加减取舍用药。

验案 5 心阳虚衰案

李某，男，79 岁。就诊日期：2013 年 3 月 25 日。

主诉：胸部闷痛反复发作 12 年，加重 1 个月。

现病史：患者 12 年前因劳累诱发胸部闷痛、气短、心悸，前往当地医院诊治，确诊为冠心病。此后长期服药治疗（具体用药不详），每遇劳累等易发胸部闷痛、气短、心悸等症，休息可减轻。1 个月前，因受凉感冒，诱发上述症状，且病情逐渐加重，出现动则气喘，气憋，乏力不能行走，平卧则胸闷气憋，在当地医院就诊后效果不佳，遂来我院就诊。刻下胸部闷痛，心悸，气憋，乏力、动辄加重，不能平卧，纳呆，夜寐差，少尿，大便干结。口唇微绀，颈静脉怒张，肝颈静脉回流征阳性，肝大有压痛，双下肢凹陷性水肿，心率 100 次 / 分，心律齐，双肺底可闻及少量湿啰音，血压 110/86mmHg。舌质暗红，苔白腻，脉沉细。

辨证：心阳虚衰，水气凌心。

治法：益气强心，温阳利水。

处方：炮附子 9g（先煎），生黄芪 60g，瓜蒌 30g，琥珀粉 15g（冲服），薤白 15g，炒枳实 15g，桂枝 15g，丹参 15g，茯苓皮 30g，冬瓜皮 60g，生姜皮 15g，炙甘草 9g，炒麦芽 30g，地龙 15g。4 剂，每日 1 剂，分两次水煎，滤渣取汤汁 450mL，每次 150mL，1 日 3 次，餐后 30 分钟温服。

二诊：2013 年 3 月 29 日。诸症明显减轻，夜间可平卧，纳增，夜寐增，尿量明显增加，排便通畅。舌质暗红，苔白微腻，脉沉细。心率 90 次 / 分，血压 114/84mmHg。调整处方：炮附子 15g（先煎），生黄芪 90g，瓜蒌 15g，琥珀粉 15g（冲服），薤白 15g，炒枳实 12g，桂枝 15g，丹参 15g，茯苓皮 30g，冬瓜皮 60g，地龙 15g，生姜皮 9g，炙甘草 9g，炒麦芽 30g，麦冬 15g。继服 7 剂。

三诊：2013 年 4 月 6 日。诸症向愈，双下肢浮肿明显减轻。前方减冬瓜皮为 30g，继服 14 剂。

患者连续治疗 6 个月诸症痊愈，随访 1 年生活质量较高。

按语：心衰的成因复杂，病程较长，且兼症纷纭，严重影响患者的日常生活及生存质量，在临床中属难治之病。李玉贤以病机为本，根据患者临床主要表现为胸部闷痛、心悸、气憋、乏力且动辄加重，辨证为心阳虚衰，痰瘀阻络，水气凌心。患者年高体弱，病重而痰、瘀、水饮瘀滞，不宜峻补，不耐攻伐，故采用渐图缓攻之术。拟治法为益气强心、化痰通脉兼温阳利水之法，用自拟方温阳通脉利水汤化裁治之。

一诊用药的精妙之处有二：一是在于肺与大肠同治，

大剂瓜蒌配枳实，上能涤痰宽胸利肺气，下能润肠通便畅腑气，枳实属辛苦两性之品，还能辛开苦降调畅中焦气机，故二药相合使三焦气机得通；二是温阳化气利水药的平和配伍，附子虽量小，但不失温通之性，大剂琥珀配地龙上可通心脉以散瘀血、利肺气，下能利尿通淋以渗水湿，再配以冬瓜皮和茯苓皮，加强利水之力，四药相合使临床症状迅速减轻。随着患者大便通畅，胸闷气憋等症显著减轻，三焦气机渐通，气化逐渐恢复，故逐渐加大益气强心的力度以补心阳，并减少了瓜蒌、枳实的用量，防止通利过度而伤阴液，加入麦冬以养阴血，使温通而不伤阴，补益不碍祛邪，两收奇功。

第二章
中焦篇

第一节　胃痞

　　胃痞是由表邪内陷，饮食不节，痰湿阻滞，情志失调，脾胃虚弱等导致脾胃功能失调，升降失司，胃气壅塞而成的以胸脘痞塞满闷不舒，按之柔软，压之不痛，视之无胀大之形为主要临床特征的一种脾胃病证。脾胃同居中焦，脾主升清，胃主降浊，共司水谷的纳运和吸收，清升浊降，纳运如常，则胃气调畅。若因表邪内陷入里，饮食不节，痰湿阻滞，情志失调，或脾胃虚弱等各种原因导致脾胃损伤，升降失司，胃气壅塞，即可发生痞满。外邪侵袭肌表，治疗不得其法，滥施攻里泻下，脾胃受损，外邪乘虚内陷入里，结于胃脘，阻塞中焦气机，升降失司，胃气壅塞，遂成痞满。《伤寒论》曰："脉浮而紧，而复下之，紧反入里，则作痞，按之自濡，但气痞耳。"恣食生冷粗硬，或偏嗜肥甘厚味，或嗜浓茶烈酒及辛辣过烫饮食，损伤脾胃，以致食谷不化，阻滞胃脘，升降失司，胃气壅塞，而成痞满。《类证治裁·痞满》曰："饮食寒凉，伤胃致痞者，温中化滞。"痰湿阻滞，脾胃失健，水湿不化，酿生痰浊，痰气交阻于胃脘，则升降失司，胃气壅塞，而成痞满。《兰室秘藏·中满腹胀》曰："脾湿有余，腹满食不化。"情志失调多思则气结，暴怒则气逆，悲忧则气郁，惊恐则气乱等，造成气机逆乱，升降失职，形成痞满。其中尤以肝郁气滞，横犯脾胃，致胃气阻滞而成痞满为多见。《景岳全书·痞满》谓："怒气暴伤，肝气未平而痞。"中气不足，或饥饱不匀，饮食不节，或久病损及脾胃，脾胃纳运失职，升降失调，胃气壅塞，而生痞满。

李玉贤认为胃痞的基本病机是脾胃功能失调，升降失司，胃气壅塞。因此，其治疗原则是调理脾胃、理气消痞。实者分别施以泄热、消食、化痰、理气，虚者则重在补益脾胃。对于虚实并见之候，治疗宜攻补兼施、补消并用。治疗中应注意理气不可过用香燥，以免耗津伤液，对于虚证，尤当慎重。李玉贤擅长应用枳实消痞散化裁治疗胃痞，此方出自《兰室秘藏》，经李玉贤加减后对于脾虚气滞、寒热互结胃痞证疗效颇佳。

验案1 寒热错杂，络瘀毒凝案

胡某，男，42岁。就诊日期：2014年5月。

主诉：胃脘痞胀3年，加重伴口腔溃疡1周。

现病史：胃脘隐痛、痞满、纳呆反复发作3年，加重伴口腔多发溃疡1周。胃镜提示慢性萎缩性胃炎。舌质暗红，苔白腻而浊，脉滑数。

辨证：寒热错杂，湿瘀阻络。

治法：温中补虚，清热燥湿。

处方：清半夏 12g，淡干姜 9g，川黄连 9g，潞党参 15g，云茯苓 15g，醋莪术 9g，川厚朴 15g，草豆蔻 15g，煅瓦楞子 30g，清防风 15g，生石膏 30g，广藿香 9g，炙甘草 9g，大枣 3 枚，炒麦芽 30g。4 剂，每日 1 剂，分两次水煎，滤渣取汤汁 450mL，每次 150mL，1 日 3 次，餐后 30 分钟温服。

二诊：患者胃痛、胀满显著减轻，纳增，口疮基本愈合，大便溏，苔腻浊未化。原方减防风、石膏、藿香，加杏仁 12g，薏苡仁 30g，继服 7 剂。

三诊：患者胃痛、胃胀偶作，纳可，口疮未发，大便成形，腻浊苔渐消，前方减杏仁、薏苡仁。加黄芪 30g，醋三棱 9g，陈皮 6g，继服 7 剂。

经过上方加减治疗 12 周后，患者临床症状消失，胃镜检查胃黏膜恢复正常。

按语：患者就诊初期寒热错杂，湿瘀阻络，并因湿热郁滞，脾胃伏火循经上蒸口腔诱发口疮，方拟和胃汤化裁。

组方功可健脾消积、和胃降逆、化瘀解毒。以石膏清泻脾胃伏火，防风升散脾胃郁热，取其"火郁发之"之用。藿香芳香化浊，以散脾胃湿郁，兼制约石膏偏性。三药相合，寒温并用，清散相合，速去脾胃伏火，使口疮向愈。其后仍以和胃汤化裁，托毒生肌等法并用，加减化裁，使胃脘受损组织恢复，病情痊愈。

验案2　脾虚气滞，寒热互结案

马某，男，42岁。就诊日期：2014年9月。

主诉：纳差、胃脘胀痛间断发作8年，加重1周。

现病史：患者自诉纳差、胃脘胀痛间断发作8年，近1周加重，并伴有寐差，排便不爽。既往胃镜示慢性浅表性胃炎；十二指肠溃疡。^{14}C呼气试验示HP（＋）。舌质红，苔白腻，脉沉弱缓。

辨证：脾虚气滞，寒热互结。

治法：辛开苦降，行气消痞。

处方：潞党参15g，清半夏12g，川黄连9g，淡干姜9g，炙甘草9g，川厚朴12g，草豆蔻15g，炒麦芽30g，广陈皮9g，炒枳壳15g，炒白术9g，生栀子9g，白百合15g，台乌药15g，大枣5枚，制苍术9g，益智仁15g。7剂，每日1剂，分两次水煎，滤渣取汤汁450mL，每次150mL，1日3次，餐后30分钟温服。

按语：因脾胃素虚，升降失职，寒热互结，气壅湿聚所致。常见心下痞满，不欲饮食，倦怠乏力，大便不畅等症。此属虚实相兼，寒热错杂，热重寒轻，实多虚少之证。治宜行气消痞、健脾补虚、平调寒热。

患者舌苔白腻，为脾虚湿盛之象，故本方用草豆蔻温中化湿，制苍术温中燥湿；舌质红为胃热之征，故加生栀子以清热。患者胃脘胀痛，故用乌药温中止痛，患者睡眠差，故加白百合宁心安神，加益智仁益智安神。全方以枳实消痞散加减，原方中去枳实，用枳壳，增强行脾胃之气作用。湿为阴邪，当温化效果更佳，故原方中去茯苓，加草豆蔻、制苍术温化湿邪。李玉贤不泥古，据患者不同临床症状，运用枳实消痞散并灵活加减配伍，收到较好疗效。

第二节　胃脘痛

胃脘痛是以胃脘近心窝处常发生疼痛为主要特征的疾患，也有文献中称其为"心痛、心下痛"。如《素问·六元正纪大论》曰："民病胃脘当心而痛。"《医学正传》曰："古方九种心痛……详其所由，皆在胃脘，而实不在于心。"胃脘痛发生的常见原因有寒邪客胃、饮食伤胃、肝气犯胃和脾胃虚弱等。胃主受纳腐熟水谷，若寒邪客于胃中，寒凝不散，阻滞气机，可致胃气不和而疼痛；或因饮食不节，饥饱无度，或过食肥甘，食滞不化，气机受阻，胃失和降引起胃脘痛；肝对脾胃有疏泄作用，如因恼怒抑郁，气郁伤肝，肝失条达，横逆犯胃，亦可发生胃脘痛；若劳倦内伤，久病脾胃虚弱，或禀赋不足，中阳亏虚，胃失温养，内寒滋生，中焦虚寒而痛；亦有气郁日久，瘀血内结，气滞血瘀，阻碍中焦气机，而致胃脘痛发作。总之，胃脘痛发生的病机分为虚实两端，实证为气机阻滞，不通则痛；虚证为胃腑失于温煦或濡养，失养则痛。

李玉贤认为胃脘痛的治法，自古医家虽有"通则不痛"的原则，但绝不限于"通"之一法，临证之时，应运用四诊八纲，详加审察，根据病者的不同情况，确立恰当的治疗方法。临床上胃脘痛发生的原因有两类较为常见：一是由于忧思恼怒，肝气失调，横逆犯胃所引起，故治法以疏肝、理气为主；一是由脾不健运，胃失和降而导致，宜用温通、补中等法，以恢复脾胃的功能。

验案 1　胃气壅滞案

邢某，男，59 岁。就诊日期：2014 年 8 月。

主诉：胃脘疼痛间断发作 5 年，加重伴便溏 1 个月。

现病史：患者胃脘疼痛反复发作 5 年，加重伴纳差、消瘦、嘈杂、便溏 1 个月余。舌质淡红，苔白腻，边有齿痕，脉弦细。胃镜及病理学检查示慢性萎缩性胃炎伴肠化、异型增生，胃内消化液多而色不清亮。

辨证：胃气壅滞。

治法：理气和胃止痛。

处方：清半夏 12g，炮姜片 9g，川黄连 9g，潞党参 15g，草豆蔻 15g，白花蛇舌草 30g，川厚朴 15g，云茯苓 15g，炒苍术 12g，薏苡仁 30g，醋延胡索 15g，炙甘草 9g，大枣 3 枚，炒麦芽 30g。7 剂，每日 1 剂，分两次水煎，滤渣取汤汁450mL，每次150mL，1日3次，餐后30分钟温服。

二诊：患者脘腹痛、嘈杂显著减轻，纳增，大便成形。原方减炒苍术、茯苓。加桂枝9g，炒白芍18g，黄芪30g，继服7剂。

三诊：患者脘腹痛、嘈杂向愈，纳可，大便正常，前方减桂枝、炒白芍、醋延胡索、白花蛇舌草，加醋莪术9g，醋三棱9g，葛根30g，继服7剂。

经过上方加减治疗6个月后，患者临床症状完全消失，胃镜及病理组织学检查示胃黏膜恢复正常。

按语：患者初诊以胃气壅滞，脾虚肠寒，气机郁滞为主，兼痰瘀浊毒互结。故用温中健脾、缓急止痛之品加减，以李玉贤专方和胃汤为主方化裁，急则治其标，后以健脾益气、和胃降逆、化瘀解毒等法并用加减使病获痊愈。

在慢性萎缩性胃炎的演变过程中，受内外环境影响，病证常为虚实互见，除寒热错杂证外，还会出现其他各种复杂病证。因此，临证应审因求机，治疗中以调和脾胃升降之职为治疗关键。对以脾胃寒热错杂，中焦气机升降失和为主要病机，症见胃痛、胃胀、纳呆的患者，以辛开苦降为大法，把恢复中焦气机升降、助脾运化升清、助胃通降调和作为关键，升降复则脾胃健运，气血津液化生有源，胃络得以自荣，此法也体现了"以通为补"思想。

验案 2　肝胃气滞案

周某，男，49 岁。就诊日期：2014 年 7 月。

主诉：反复胃脘疼痛 3 个月，加重伴便溏 1 周。

现病史：患者自诉近 3 个月来，胃脘闷胀疼痛，脘胁胀满，嗳气频作，恼怒则疼痛加重。刻下胸脘痞闷，善太息，纳呆，纳后嗳气。每日便溏 1 次。舌红，苔白，脉弦缓。

辨证：肝胃气滞。

治则：疏肝和胃，理气止痛。

处方：潞党参 15g，清半夏 12g，炙甘草 9g，淡干姜 9g，炒白术 12g，吴茱萸 1.5g，广陈皮 9g，炒麦芽 30g，云茯苓 15g，香甘松 15g，春砂仁 15g（后下），紫苏叶 9g，炒枳壳 12g，旋覆花 12g（包煎），川黄连 9g，嫩桂枝 9g，炒白芍 12g，大枣 5 枚。7 剂，每日 1 剂，分两次水煎，滤渣取汤汁 450mL，每次 150mL，1 日 3 次，餐后 30 分钟温服。

按语：患者胃脘痛，属肝郁脾虚证。在黄连汤基础上，加炒白术、吴茱萸、炒麦芽、炒枳壳、甘松、砂仁、紫苏叶、旋覆花、炒白芍。其中炒白术健脾益气，吴茱萸温胃健脾，炒麦芽健脾消食，甘松、炒枳壳疏肝理气，患者嗳气，故予砂仁、紫苏叶、旋覆花降逆止恶，对症治疗，予炒白芍平肝止痛，全方既健脾和胃止泻，又疏泄肝胃郁热、缓急止痛。

此方化裁之妙又在于精确的黄连、吴茱萸用药比例，采用"实则泻其子"之法，即不泻肝火而泻心火，俾心火得泻而保肺金，金旺则能制木以泻肝，此为隔一固三之疗法。黄连，大苦大寒，直泻心胃之火，进而清泻肝火使不犯胃。吴茱萸辛热，下气最速，善于降胃气而止呕，且能入肝经，辛散肝气。少量吴茱萸与大量黄连（1∶6）配伍。既疏肝和胃，又反佐黄连之苦寒，使凉而不遏，甚为精当。

验案3 寒热错杂案

刘某，女，78岁。就诊日期：2015年5月。

主诉：胃脘疼痛间断发作5个月，加重2周。

现病史：患者自诉近5个月来反复胃脘疼痛，近日加重并伴有口干，但渴不欲饮。刻下身重肢倦，恶心，胃脘灼痛，嘈杂夜甚，纳呆，夜寐欠安，大便黏滞不畅，小便黄。舌红，苔黄，脉滑略数。

辨证：寒热错杂。

治法：平调寒热，养心安神。

处方：党参15g，黄连9g，清半夏12g，干姜9g，郁金12g，鸡内金15g，炙甘草9g，炒枳壳15g，生黄芪30g，草果仁15g，桂枝9g，陈皮9g，炒谷芽30g，煅瓦楞子30g，苍术9g，吴茱萸1.5g，首乌藤30g，远志12g，大枣6枚，炒神曲9g，甘松12g。7剂，每日1剂，分两次水煎，滤渣取汤汁450mL，每次150mL，1日3次，餐后30分钟温服。

按语：本例胃脘痛，寒热错杂。用方为在黄连汤基础上，加郁金、鸡内金、炒枳壳、生黄芪、草果仁、陈皮、炒谷芽、煅瓦楞子、苍术、吴茱萸、首乌藤、远志、炒神曲、甘松而成。其中，郁金、吴茱萸、炒枳壳、陈皮、甘松疏肝解郁、行气止痛。生黄芪、草果仁健脾行气化湿，炒神曲、炒谷芽健脾消食。煅瓦楞子制酸护胃，改善胃脘部灼痛、嘈杂等症状。苍术燥湿健脾，首乌藤、远志养心安神、改善睡眠。

黄连汤为足阳明之药。黄连苦寒泄热以降阳，干姜、桂枝辛温除寒以升阴，人参助正祛邪，半夏和胃止呕，甘草大枣调中止痛，上、中二焦寒热交战，以此和解之。因伤寒分表里中三治，表里之邪俱盛，则从中而和之，故有小柴胡之和法，至于丹田胸中之邪，在上下而不在表里，即变柴胡为黄连汤，以桂枝代柴胡，以黄连代黄芩，以干姜代生姜，可以引入胃气上下敷布，所以无论下寒上热，上寒下热的寒热错杂证，均可治疗。

验案4 肝胃气滞案

王某，女，45岁。就诊日期：2012年6月22日。

主诉：胃脘疼痛间断发作半年。

现病史：患者6个月前出现胃脘部疼痛不适，近日加重并伴有胸中烦热，恶心欲呕吐。刻下患者胃脘间断性疼痛，恶心欲呕，肠鸣泄泻。胃镜提示慢性非萎缩性胃炎。舌苔黄，脉弦紧。

辨证：肝胃气滞。

治法：和胃降逆，疏肝解郁。

处方：党参 15g，清半夏 12g，干姜 9g，炒白术 12g，陈皮 9g，茯苓 20g，砂仁 9g（后下），紫苏叶 6g，炒枳壳 12g，旋覆花 12g（包煎），黄连 9g，吴茱萸 1.5g，桂枝 6g，炒白芍 9g，炒白扁豆 30g，广藿香 10g，炙甘草 9g，大枣 5 枚。7 剂，每日 1 剂，分两次水煎，滤渣取汤汁 450mL，每次 150mL，1 日 3 次，餐后 30 分钟温服。

二诊：患者胃痛，胸中烦热症状明显改善，恶心欲呕、肠鸣泄泻症状消失，但舌苔仍微黄，脉弦，嘱患者畅情志以解肝胃郁热，上方去砂仁、紫苏叶、旋覆花、吴茱萸，桂枝减量为 6g，干姜减量为 3g；加柴胡 6g，郁金 9g，制香附 9g，以加强疏肝解郁之功；加荷叶 15g，玉竹 15g，佩兰 9g，北沙参 15g，山麦冬 15g，以滋阴养胃清热，继服 7 剂。

按语：患者年逾四旬，中年女性，诸多症状中以肝郁、脾虚、胃热为主要表现。因此类人群脏腑功能渐衰，肝血不足，加之情志不畅，则肝气有余，肝气不疏而郁热，故见胸中烦热，脉弦紧，且肝气有余乃乘脾犯胃，以致脾胃失调，升降失司，胃失和降，故见恶心欲呕吐，肝郁脾虚而见肠鸣泄泻，肝胃郁热而见胃脘部疼痛不适，舌苔黄。故以疏肝健脾、养胃清热。拟方以黄连汤加减。

组方中炒枳壳、陈皮、柴胡、郁金、制香附行气疏肝解郁，党参、炒白术、炒白扁豆、广藿香健脾止泻，干姜、法半夏、砂仁、紫苏叶、旋覆花、吴茱萸降逆止呕，桂枝、炒白芍缓急止痛，黄连、荷叶、玉竹、佩兰、北沙参、山麦冬以滋阴养胃清热，炙甘草调和诸药。诸药合用，使肝郁得疏，脾虚得补，胃热得清，药与证得，故应手取效。

第三节　泛酸

泛酸是指胃内容物经食管反流达口咽部，口腔感觉酸苦的一类病证。泛酸所致的症状和危害可有烧心、食管痛、吞咽不利，甚至出现呼吸道症状。

李玉贤认为长期居住于西北之人，嗜食肥甘厚味，其民大多形肥体胖，脾虚而健运失司，水湿停聚不化，津液布散失职，脾胃功能受损，加之平素劳累过度，耗伤脾胃气血，致使胃气虚弱，三焦不固，上盛下虚所引起。如果胆汁反流，则会出现口苦。胃液上逆口则为酸。中央黄色，入通于脾，脾色外露，故其色淡黄或暗淡；脾虚失运，痰浊中阻，水溢湿泛则倦怠乏力，胃脘痞闷，眼睑浮肿，或下肢浮肿，形胖身懒。

治疗以健脾补中为本，祛湿泄浊为标，健脾的基础上兼以"泻实",并健脾益气化湿、理气行滞。

验案1 脾虚胃热案

高某,女,49岁。就诊日期:2014年12月29日。节气:小寒。

主诉:吐酸半年,加重伴口苦1个月。

现病史:患者自诉半年前因饮食过饱,之后常感胃中酸水上泛,近1个月来无明显诱因,症状加重,伴口苦不适,遂至我院。刻下精神欠佳,吐酸频繁,口苦不适,嗳气,纳差,夜寐欠安,大便干结,小便调。舌质红,苔黄腻,脉弦数。

辨证:脾虚胃热。

治法:健脾和胃,泻火制酸。

处方:潞党参10g,炒白术12g,云茯苓15g,清半夏12g,川黄连9g,炙甘草9g,生姜9g,炒枳壳15g,川厚朴12g,连翘壳15g,陈皮12g,草豆蔻15g,广郁金12g,炒麦芽30g,鸡内金15g,煅瓦楞30g。7剂,每日1剂,分两次水煎,滤渣取汤汁450mL,每次150mL,1日3次,餐后30分钟温服。

二诊:泛吐酸水明显减轻,舌质红,苔腻浮黄,脉弦数。前方继服7剂。

按语:泛酸的病因是多方面的,且常相互影响,兼杂致病,如外邪伤脾、气滞化热、胃气上逆等。泛酸的病机实者由外邪、饮食、痰饮、气郁等邪气犯胃，日久脾胃亏虚，脾胃运化功能失常，致胃失和降，胃气上逆而发；虚者由气虚、阳虚、阴虚等正气不足，使胃失温养、濡润，胃失和降，胃气上逆所致。

组方用本方以健脾补中为本，祛湿泄浊为标，健脾的基础上兼以"泻实"，以潞党参、炒白术为君，健脾益气。云茯苓、陈皮健脾化湿；清半夏、川黄连、生姜、连翘壳寒热并用，可除寒热邪气，透热散结。炒枳壳、川厚朴、广郁金理气行滞。草豆蔻、煅瓦楞子温阳制酸。辅以炒麦芽、鸡内金健脾和胃。炙甘草益脾和中，调和诸药为使。

李玉贤提出健脾补中、祛湿泄浊等一类治疗观点。治法以健脾和胃、泻火制酸为大法，伴见他症者兼以加减。有饮食停滞者，加入炒神曲 9g 可消食导滞。有胸闷者，加入全瓜蒌 12g 化痰宽胸。腹胀明显者，加入厚朴 9g 合以原方中的枳实温胃脘而去胀。睡眠较差并有脉滑者，加入竹茹 12g 理气化痰、温胆和胃。

验案 2　寒湿内阻案

沈某，男,47 岁。就诊日期:2014 年 11 月 24 日。节气:小雪。

主诉:泛酸 3 个月，加重 1 周。

现病史:患者自诉近 3 个月来常感胃中酸水上泛，近 1 周来无明显诱因症状加重，并感胸闷不适，时有倦怠乏力，口干，遂至我院就诊。刻下精神欠佳，泛酸频繁，口干，乏力，纳差，夜寐欠安，大便秘结或溏滞不爽，小便短赤。舌质淡，苔白，脉沉迟。

辨证：寒湿内阻。

治法：温中散寒，和胃制酸。

处方：生黄芪 30g，广木香 6g，宣木瓜 15g，大腹皮 15g，软柴胡 9g，炒白术 12g，云茯苓 15g，制鳖甲 15g，炒苍术 9g，炙甘草 9g，制香附 12g，炒枳壳 15g，清半夏 12g，生姜 6g，广陈皮 12g，生麦芽 30g，广郁金 12g，青防风 12g，鸡内金 15g。7 剂，每日 1 剂，分两次水煎，滤渣取汤汁 450mL，每次 150mL，1 日 3 次，餐后 30 分钟温服。

二诊：泛吐酸水明显减轻，舌淡略胖，苔白滑，脉濡细数，继服 7 剂，症状消失。

按语：此例在于寒湿内阻，胃失和降，而致胃气上逆。《诸病源候论》曰："噫醋者，由上焦有停痰，脾胃有宿冷，故不能消谷。谷不消则胀满而气逆，所以好噫而吞酸，气息醋臭。"拟方以温阳理气为本，制酸散结为标，佐以"泻实"。

故方中以生黄芪、广木香、宣木瓜健脾益气、温阳制酸为君；云茯苓、炒白术、大腹皮健脾化湿；炒苍术健脾燥湿；青防风散风除湿；炒枳壳、陈皮、广郁金理气行滞；清半夏、生姜、制鳖甲寒热并用，可除寒热邪气、透热散结；辅以软柴胡、炒麦芽、鸡内金疏肝理气、健脾和胃；

炙甘草益脾和中、调和诸药为使。

李玉贤对于寒湿中阻的病例惯用温中散寒、和胃制酸之法，伴见他症者兼以加减。对于有胃酸过多者，加煅瓦楞子可制酸止痛。有疼痛者，加入醋延胡索、川楝子行气止痛。

第四节　泄泻

泄泻是以大便次数增多，粪质稀薄，甚至泻出如水样为临床特征的一种病证。泄与泻在病情上有一定区别，粪出少而势缓，若漏泄之状者为泄；粪大出而势直无阻，若倾泻之状者为泻，然近代多泄、泻并称，统称为泄泻。《内经》称本病证为鹜溏、飧泄、濡泄、洞泄、注下、后泄等。《素问·生气通天论》篇曰："因于露风，乃生寒热，是以春伤于风，邪气留连，乃为洞泄。"《素问·至真要大论》篇曰："诸呕吐酸，暴注下迫，皆属于热。"说明风、寒、热、湿均可引起泄泻。《素问·太阴阳明论》篇曰："饮食不节，起居不时者，阴受之……阴受之则入五脏……下为飧泄。"说明饮食、起居、情志失宜，亦可发生泄泻。另外《素问·脏气法时论》篇曰："脾病者……虚则腹满肠鸣，飧泄食不化。"说明泄泻的病变脏腑与脾胃、大小肠有关。《金匮要略·呕吐秽下利病脉证治》中将本病分为虚寒、实热积滞和湿阻气滞三型，并且提出了具体的证治。并指出了虚寒下利的症状，以及治疗当遵温阳和固涩二法。泄泻是一种常见的脾胃肠病证，一年四季均可发生，但以夏秋两季较为多见。

李玉贤认为临床多见情志失调、烦恼郁怒导致的泄泻，《景岳全书·泄泻》曰："凡遇怒气便作泄泻者，必先以怒时夹食，致伤脾胃，故但有所犯，即随触而发，此肝脾二脏之病也。盖以肝木克土，脾气受伤而然。"肝气不疏，横逆克脾，脾失健运，升降失调。或忧郁思虑，脾气不运，土虚木乘，升降失职；或素体脾虚，逢怒进食，更伤脾土，引起脾失健运，升降失调，清浊不分，而成泄泻。《景岳全书·泄泻》曰："泄泻之本，无不由于脾胃。"因脾胃虚弱长期饮食不节，饥饱失调，或劳倦内伤，或久病体虚，或素体脾胃肠虚弱，使胃肠功能减退，不能受纳水谷，也不能运化精微，反聚水成湿，积谷为滞，致脾胃升降失司，清浊不分，混杂而下，遂成泄泻。

验案 1　脾虚泄泻案

李某，男，45 岁，汉族。就诊日期：2017 年 3 月 17 日。节气：春分。

主诉：腹泻、纳差 2 年余，加重伴乏力两个月。

现病史：患者自诉近 2 年反复腹泻，时轻时重，多食肥甘则易发作。最近两个月来症状加重，并常感乏力困倦，思睡，胃脘痞满，大便不爽。刻下面色无华，恶寒，乏力，腹泻1日最多达12次。结肠镜提示慢性溃疡性结肠炎。舌质淡胖，苔白浊，脉沉缓。

辨证：脾虚泄泻。

治法：健脾益气，和胃渗湿。

处方：潞党参15g，云茯苓15g，炒白术18g，炙甘草9g，广陈皮15g，清半夏12g，缩砂仁6g，莲子肉15g，芡实米18g，怀山药18g，玉桔梗12g，炮姜炭9g，广藿香9g，青防风12g，杭白芍15g。7剂，每日1剂，分两次水煎，滤渣取汤汁450mL，每次150mL，1日3次，餐后30分钟温服。

二诊：患者自觉大便减少，日3～5次，纳增，乏力减轻，胸部微窒，上方加炙黄芪30g，续服7剂，大便减少至日二三次，已成形，后加减调理月余而痊愈。

按语：本病多饮食不节，劳逸太过，损及脾胃，使脾胃虚弱，运化失责。清浊不分，饮邪不化，纳食不佳，腹满痞胀，泄泻失度，困倦乏力。本证《内经》称为泄，有"濡泄""洞泄""飧泄""注泄"，汉唐称"下利"，宋后统称"泄泻"。《素问·阴阳应象大论》篇说："清气在下，则生飧泄……湿胜则濡泄。"在治法上《医宗必读》提出治泄九法，即淡渗、升提、清凉、疏利、甘缓、酸收、燥脾、温肾、固涩，本例即淡渗、升提、燥脾、固涩、甘缓五法同用，泄止病除。

组方中党参、莲子、山药、芡实健脾收涩、和胃止泄，辅白术、茯苓、藿香、砂仁渗湿燥湿，半夏、陈皮燥湿宽中除痞，白芍、甘草缓中，防风解痉、渗湿止痛，桔梗宽利肺气，借肺之布精而养全身，炮姜炭温中涩泄，诸药共用，脾气健则湿气除。《药品化义》载藿香气芳，善行胃气，以此调中，治呕吐霍乱，以此快气，除秽恶痞闷，且香能合五脏，若脾胃不和，用之助胃而进饮食，有醒脾开胃之功。芡实补脾祛湿、益肾固精，《本草求真》载其味甘补脾，故能利湿而使泄泻腹痛可治，味涩固肾，故能闭气，而使遗带、小便不禁皆愈。《医学入门》载炮姜温脾胃，治里寒水泄、下痢肠澼、久痰、霍乱、心腹冷痛，又可治鼻衄、唾血、血痢、崩漏。

泄泻多由正气内虚，感受外邪，饮食失节，或七情不和，损伤脾胃，累及他脏而成，西医学中由于胃、肠、肝、胆、胰腺等器官功能和器质性病变，如急性胃肠炎、胃肠神经功能紊乱等引起的腹泻，均可参与本证辨证施治。泄泻的主要病变在脾胃与大小肠，是多种原因致脾胃功能的障碍，临床所见湿邪致病，脾胃本虚，用参苓白术散加减应用常获良效，临证加减守方而不拘泥，泄泻日久，反复发作，耗伤正气，多属虚证，治以扶正为主，中气下陷宜升提，久泻不止宜固涩，脾肾阳虚宜温补，七情不和宜调理肝脾，在治疗的同时应注意饮食，避生冷、油腻、辛辣之物。

验案 2　脾虚肝旺案

刘某，女，62 岁。就诊日期：2015 年 7 月 27 日。

主诉：大便不成形 1 年。

现病史：患者自诉 1 年前不明原因出现时腹泻，大便溏结不调，未予重视，近数月上述症状加重，并有大便形状变细。刻下精神欠佳，多便溏。胃镜提示慢性非萎缩性胃炎。核磁共振成像检查提示腔隙性脑梗死，肝囊肿。舌质淡红，苔白，脉沉细。

辨证：肝郁乘脾。

治法：疏肝健脾。

处方：潞党参 15g，炒白术 18g，炙黄芪 30g，川黄连 9g，春砂仁 9g（后下），清半夏 12g，炙甘草 9g，广陈皮 9g，云茯苓 15g，炒艾叶 9g，莲子肉 15g，青防风 6g，生山药 15g，酸枣仁 30g，软柴胡 9g，炒山药 12g，生姜 6g，大枣 3 枚，炒白芍 12g。7 剂，每日 1 剂，分两次水煎，滤渣取汤汁 450mL，每次 150mL，1 日 3 次，餐后 30 分钟温服。

二诊：2015 年 8 月 4 日。大便次数较前减少，便仍不成形，前方加茯苓 18g，藿香 9g，继服用 7 剂。

按语：泄泻之病有外感内伤之别，外感风寒，湿热侵袭均可为病。情绪内伤，脏腑功能失调皆可致泻。外邪又以脾虚者更易被侵袭，并为致病关键。外湿易伤脾，脾虚又生内湿，二者交叠可形成脾虚湿盛。其他脏腑如果影响脾之运化，也可致泻。本例患者久病，脾虚日进，肝气相对偏旺，肝木克脾土，导致脾之升清，运化失司。故李玉贤以升阳益胃汤为主方，取益气健脾之品，以健脾升清，恢复运化，扶正固本，方含六君子汤之意。

六君子汤以补气健脾燥湿为主。纳黄芪，加强补气固表使外邪不易侵犯。羌活、独活、防风、柴胡，祛表邪兼升发清阳之气，阳生则万物生，黄连清热利湿，白芍酸甘敛阴以防辛温药物过分伤阴。此方并合入痛泻要方，白术、白芍、陈皮、防风比例为6∶4∶3∶2，使用精当，四药相配，补中寓疏，泻肝补脾，调和气机，则痛泻可止，病情渐愈。

第五节　腹痛

腹痛是临床常见病证之一，指以胃脘以下，耻骨毛际以上部位发生疼痛为主要表现的一种脾胃肠病证。可由多种原因引起，以脏腑气机不利，脏腑失养，经脉气血阻滞，不通则痛为基本病机，以寒热虚实为辨证纲领。《素问·举痛论》曰："寒气客于肠胃之间，膜原之下，血不得散，小络引急，故痛……热气留于小肠，肠中痛，瘅热焦渴，则坚干不得出，故痛而闭不通矣。"可见腹痛的发生与脾胃大小肠等脏腑有关。病位在腹，病变脏腑涉及肝、胆、脾、肾、膀胱、大小肠等。临床应根据不同证候，分辨寒热的轻重、虚实的多少、气血的深浅，以"通"为治则，实则攻之，虚则补之，热者寒之，寒者热之，滞者通之，随病机兼夹变化，或寒热并用，或攻补兼施，灵活遣方用药。

李玉贤认为腹痛临床常见多种诱因，其中以饮食所伤、瘀血内阻等较为常见。《素问·痹论》篇曰："饮食自倍，肠胃乃伤。"饮食所伤，饮食不节，暴饮暴食，损伤脾胃，饮食停滞；恣食肥甘厚腻辛辣，酿生湿热，蕴蓄肠胃；误食馊腐，饮食不洁，或过食生冷，致寒湿内停等，均可损伤脾胃，腑气通降不利，气机阻滞，而发生腹痛。《血证论·瘀血》云："瘀血在中焦，则腹痛胁痛；瘀血在下焦，则季胁、少腹胀满刺痛，大便色黑。"瘀血内阻跌仆损伤，络脉瘀阻，或腹部手术，血络受损，或气滞日久，血行不畅，或腹部脏腑经络疾病迁延不愈，久病入络，皆可导致瘀血内阻，而成腹痛。

验案 1　气滞血瘀案

李某，女，34岁。就诊日期：2015年1月12日。节气：小寒。

主诉：腹痛间断发作1年余。

现病史：患者自诉1年前因与人争吵后出现胸胁胀痛，疼痛放射至腹部。此后反复脘腹疼痛、胀满，生气时症状加重，在打嗝或排气后上述症状有所改善。刻下患者精神欠佳，脘腹疼痛间断发作，大便不成形，小便调。舌质紫暗，有少许瘀斑，苔薄白，脉弦细涩。

辨证：气滞血瘀。

治法：疏肝理气，化瘀止痛。

处方：软柴胡9g，全当归15g，大川芎9g，炒白芍9g，小青皮9g，益母草15g，生艾叶15g，制香附12g，老鹿角15g，炙甘草9g，云茯苓15g，广郁金12g，鸡内金15g，炒白术9g，炒砂仁9g，炒山药15g。7剂，每日1剂，分两次水煎，滤渣取汤汁450mL，每次150mL，1日3次，餐后30分钟温服。

二诊：腹痛明显减轻，舌质紫暗，苔薄白，脉弦细涩，继服7剂，诸症痊愈。

按语：情志失调抑郁恼怒，肝失条达，气机不畅。或忧思伤脾，肝郁克脾，肝脾不和，气机不利，均可引起脏腑经络气血瘀滞，进而引起腹痛。如《证治汇补·腹痛》曰："暴触怒气，则两胁先痛而后入腹。"若气滞日久，还可致血行不畅，气滞而血瘀。跌仆损伤，络脉瘀血内阻，或腹部手术，血络受损，或气滞日久，血行不畅，或腹部脏腑经络疾病迁延不愈，久病入络，皆可导致腹痛。《血证论·瘀血》曰："瘀血在中焦，则腹痛胁痛；瘀血在下焦，则季胁、少腹胀满刺痛，大便色黑。"拟方疏肝理气、化瘀止痛。

本例组方中，以柴胡、小青皮疏肝解郁为君药。香附、广郁金理气疏肝，助柴胡以解肝郁，川芎行气活血而止痛，助柴胡以解肝经之郁滞，三药相合，增其行气止痛之功，为臣药。全当归、炒白芍、老鹿角、炙甘草滋阴养血止痛。益母草、生艾叶温经化瘀。云茯苓、鸡内金、炒白术、炒山药健脾和胃为佐药。甘草兼调诸药，亦为使药之用。

李玉贤认为治疗本病应以疏肝解郁、养血化瘀为主，以疏肝理气、化瘀止痛为大法，伴见他症者兼以加减治疗。若胁肋痛甚者，酌加乌药等以增强行气活血之力。肝郁化火，口渴舌红，脉象弦数者，加栀子、川楝子、黄芩等清热泻火。腰困腹冷，加补骨脂温阳益肾。腹痛恶心，加广藿香和胃止呕。若跌仆损伤作痛，可加丹参、三七以活血化瘀。

验案 2　气机郁滞案

户某，女，33 岁。就诊日期:2014 年 12 月 29 日。节气:冬至。

主诉:腹痛间断发作 6 个月余。

现病史:患者自诉半年前因情绪波动逐渐出现腹部疼痛不适，继而脘腹疼痛、胀满，生气时症状加重，间断疼痛，打嗝或排气后症状有所改善。刻下精神欠佳，脘腹疼痛，胀满，乏力，纳差，寐欠佳，二便调。舌红，苔薄白，脉弦。

辨证:气机郁滞。

治法：疏肝解郁，理气止痛。

处方：广陈皮 9g，软柴胡 9g，炒枳壳 15g，生白芍 15g，炙甘草 9g，制香附 12g，大川芎 9g。7 剂，每日 1 剂，分两次水煎，滤渣取汤汁 450mL，每次 150mL，1 日 3 次，餐后 30 分钟温服。

二诊：腹痛明显减轻，舌红苔薄白，脉弦。继服 7 剂，诸症痊愈。

按语：气机郁滞所致腹痛，主要是由于情志失调抑郁恼怒，肝失条达，气机不畅，引起脏腑经络气血瘀滞，出现腹痛，拟方柴胡疏肝散。

此方以四逆散加陈皮、香附、川芎，而将枳实易枳壳而成的。除具有疏肝健脾之功外，更有行气活血之效。方中柴胡疏肝解郁，枳壳、陈皮、香附行气散结，芍药柔肝养血敛阴，川芎乃血中之气药，既可活血又可行气，炙甘草益气补脾、调和诸药。诸药合用，共奏疏肝理气、健脾养血、活血止痛之功。

李玉贤临证治疗中对于疑难杂病擅长审证求因，以方达意，这一独特的辨证思想可指导临证灵活用方。对胁肋痛甚者，酌加当归、郁金、乌药等以增强行气活血之力。肝郁化火，口渴舌红，脉象弦数者加山栀子、川楝子、黄芩等清热泻火。

验案 3　痰湿壅滞案

张某，女，65 岁。就诊日期：2014 年 12 月 29 日。节气：冬至。

主诉：腹部胀满疼痛 5 天余。

现病史：患者自诉 5 天前饮食不洁，腹部出现胀满疼痛，时有恶心，无呕吐，自感胃部发凉，今日症状加重，遂来就诊。刻下精神欠佳，腹胀满疼痛，偶有恶心欲吐，近日寐差，大便溏伴排解不爽，小便调。舌质淡红，舌苔白滑，脉滑数。

辨证：痰湿壅滞。

治法：燥湿化痰，理气止痛。

处方：清半夏 12g，陈皮 9g，茯苓 15g，炙甘草 9g，炒白芍 9g，炒枳实 15g，清竹茹 15g，大枣 5 枚，生姜 6g。7 剂，每日 1 剂，分两次水煎，滤渣取汤汁 450mL，每次 150mL，1 日 3 次，餐后 30 分钟温服。

二诊：腹痛明显减轻，舌质紫暗、有瘀斑，苔薄白，脉弦细涩。继服 7 剂，诸症痊愈。

按语：此类腹痛，主要是由于平素饮食所伤，或饮食不节，暴饮暴食，损伤脾胃，导致饮食停滞。恣食肥甘厚腻辛辣，酿生湿热，蕴蓄肠胃；误食馊腐，饮食不洁，或过食生冷，致寒湿内停等，均可损伤脾胃，腑气通降不利，气机阻滞，而发生腹痛。如《素问·痹论》篇曰："饮食自倍，肠胃乃伤。"故方中清半夏、广陈皮、枳实理气健脾、燥湿化痰；茯苓健脾化湿；清竹茹化痰止呕；炒白芍、炙甘草柔肝缓急止痛。

李玉贤循内经"诸湿肿满，皆属于脾"之理。主张"四季脾旺不受邪"，并提出"今人多痰湿"，治宜"顾护脾胃、除湿务尽"的理论思想，临证治疗中辨证精准，拟方多以健脾为本，攻邪为标。此例用方温凉并用，适用于胆胃失和，痰浊内扰，有化热倾向者。若夜寐欠佳，加炒酸枣仁、茯苓、茯神、首乌藤、远志宁心安神；若湿困清阳，加天麻、防风、川独活胜湿止痛；若湿困腰府，加川牛膝、生薏苡仁、桑寄生利水渗湿、健脾止泻。

验案 4　中脏虚寒案

马源，女性，36 岁。就诊日期：2014 年 12 月 29 日。节气：冬至。

主诉：腹痛间断发作 3 年，加重 2 天。

现病史：患者自诉 3 年前腹部受凉之后出现疼痛，痛时喜按，喜热恶冷，得温则舒，饥饿劳累后加重，进食或休息后减轻。2 天前因气候变冷，上述症状加重。刻下面色不华，腹痛绵绵，时作时止，神疲乏力，气短懒言，形寒肢冷，胃纳不佳，大便溏薄。舌质淡，苔薄白，脉沉细。

证候：中脏虚寒。

治法：温中补虚，缓急止痛。

处方：潞党参 15g，炒白术 12g，淡干姜 9g，炙甘草 9g，陈皮 9g，清半夏 12g，广木香 6g，炒杭芍 12g，炒枳实 15g，川黄连 9g，青防风 12g，生黄芪 30g，大枣 5 枚，煅瓦楞子 30g，制香附 12g。7 剂，每日 1 剂，分两次水煎，滤渣取汤汁 450mL，每次 150mL，1 日 3 次，餐后 30 分钟温服。

二诊：腹痛明显减轻，遇寒已无明显不适，舌质淡，苔薄白，脉沉细。继服 7 剂，诸症痊愈。

按语：患者阳气虚弱，《诸病源候论·久腹痛》曰："久腹痛者，脏腑虚而有寒，客于腹内，连滞不歇，发作有时。发则肠鸣而腹绞痛，谓之寒中。"因素体脾阳不足，或过服寒凉，损伤脾阳，内寒自生，渐至脾阳虚衰，气血不足，或肾阳素虚，久病伤及肾阳，而致肾阳虚衰，均可致脏腑经络失养，阴寒内生，寒阻气滞而生腹痛。

组方中干姜为君，大辛大热，温脾阳、祛寒邪、扶阳抑阴。潞党参、生黄芪为臣，性温味甘，补气健脾。君臣相配，温中健脾。脾为湿土，虚则易生湿浊，故用甘温苦燥之炒白术、川黄连为佐健脾燥湿，清半夏化痰祛湿。广木香、陈皮、炒枳实、青防风理气行气、祛风胜湿。制香附甘温，通调十二经。大枣健脾和胃，煅瓦楞子制酸止痛。炙甘草寓意有三，一则合党参、白术以助益气健脾；二为缓急止痛；三为调和药性，是佐药而兼使药之用。纵观全方，温补并用，以温为主，温中阳、益脾气、助运化，全方共奏温中补虚、缓急止痛之力。

李玉贤循"寒淫所胜，平以辛热"的理论，对脾气不足者，加黄芪、茯苓、人参、白术等助益气健脾之力。中焦虚寒明显者，加吴茱萸、干姜、川花椒、乌药等助散寒理气之功。若产后或失血后证见血虚者，可加当归养血止痛。食少、饭后腹胀者，可加谷芽、麦芽、鸡内金健胃消食。大便溏薄者，可加芡实、山药健脾止泻。若寒偏重，症见形寒肢冷、肠鸣便稀、手足不温者，则用附子理中汤温中散寒止痛。腰酸膝软、夜尿增多者，加补骨脂、肉桂温补肾阳。腹中大寒并有呕吐肢冷者可用大建中汤温中散寒。

验案5　湿热积滞案

杜某，男，39岁。就诊日期：2014年11月24日。节气：小雪。

主诉：腹部胀满疼痛两个月余。

现病史：患者自诉两个月前饮食不节后腹部出现腹脘痞闷，痞满拒按，得热加重，饮凉减轻。刻下患者精神欠佳，腹脘痞闷拒按，得热痛增，遇冷则减，纳差，夜寐欠安，大便秘结，或溏滞不爽，身热自汗，小便短赤。舌质红，苔黄腻，脉滑数。

辨证：湿热积滞。

治法：泄热行气。

处方：川黄连9g，淡干姜6g，清半夏12g，潞党参

15g，炙甘草 9g，嫩桂枝 9g，香甘松 12g，川厚朴 9g，草豆蔻 12g，生黄芪 15g，炒白术 9g，青防风 12g，桑寄生 15g，大枣 3 枚。7 剂，每日 1 剂，分两次水煎，滤渣取汤汁 450mL，每次 150mL，1 日 3 次，餐后 30 分钟温服。

二诊：腹痛明显减轻，舌质红，苔黄腻，脉滑数。继服 7 剂，诸症痊愈。

按语：患者饮食所伤，暴饮暴食，损伤脾胃，饮食停滞，或恣食肥甘厚腻辛辣，酿生湿热，蕴蓄肠胃。胃腑通降不利，气机阻滞，而发生腹痛。《素问·痹论》篇曰："饮食自倍，肠胃乃伤。"

组方中以清半夏散结消痞、降气平逆，为君药；淡干姜温中散邪，黄连苦寒燥湿、泄热消痞，草豆蔻温中燥湿，以上均为臣药；潞党参、大枣、生黄芪、炒白术甘温益气，补脾气；嫩桂枝、香甘松温阳化气，为佐药；川厚朴、青防风行气除湿；桑寄生健脾补肾，炙甘草调和诸药为使药。诸药合用，共奏泄热行气、除湿止痛之效。

治疗本证型寒热互用以和其阴阳、苦辛并进以调其升降、补泻兼施以顾其虚实，以复胃肠升降之常。若燥结不甚，大便溏滞不爽，苔黄腻，湿象较显者，可加栀子、黄芩、黄柏苦寒清热燥湿；若少阳阳明合病，两胁胀痛，大便秘结者，可用大柴胡汤；若兼食积者，可加莱菔子、山楂以消食导滞；病程迁延，有血瘀征象者，可加桃仁、赤芍以活血化瘀。

第三章

下焦篇

第一节 水肿

水肿是指因感受外邪，饮食失调，或劳倦过度等，使肺失宣降通调，脾失转输，肾失开阖，膀胱气化失常，导致体内水液潴留，泛溢肌肤，以头面、眼睑、四肢、腹背，甚至全身浮肿为临床特征的一类病证。《金匮要略》称本病为"水气"，根据病因、病证分为风水、皮水、正水、石水、黄汗五类。又根据五脏证候分为心水、肺水、肝水、脾水、肾水。至元代《丹溪心法·水肿》才将水肿分为阴水和阳水两大类，指出："若遍身肿，烦渴，小便赤涩，大便闭，此属阳水；若遍身肿，不烦渴，大便溏，小便少，不涩赤，此属阴水。"人体水液的运行，有赖于气的推动，即有赖于脾气的升化转输、肺气的宣降通调、心气的推动、肾气的蒸化开阖。这些脏腑功能正常，则三焦正常发挥决渎作用，膀胱气化畅行，小便通利，可维持正常的水液代谢。反之，若因外感风寒湿热之邪，水湿浸渍，疮毒浸淫，饮食劳倦，久病体虚等导致上述脏腑功能失调，三焦决渎失司，膀胱气化不利，体内水液潴留，泛溢肌肤，即可发为水肿。

李玉贤认为水肿病因常见有风邪外袭、湿毒浸淫、水湿浸渍、三焦壅滞、饮食劳倦、肾气虚衰、气化失常等，本病的病位在肺、脾、肾三脏，与心有密切关系，有单一致病者，亦有兼夹而致病者，从而使病情趋于复杂。基本病机是肺失宣降通调，脾失转输，肾失开阖，膀胱气化失常，导致体内水液潴留，泛溢肌肤。在发病机制上，肺、脾、肾三脏相互联系，相互影响，如肺脾之病水肿，久必及肾，导致肾虚而使水肿加重；肾阳虚衰，火不暖土，则脾阳也虚，土不制水，则使水肿更甚；肾虚水泛，上逆犯肺，则肺气不降，失其宣降通调之功能，而加重水肿。《景岳全书·肿胀》曰："凡水肿等证，乃肺脾肾三脏相干之病。盖水为至阴，故其本在肾；水化于气，故其标在肺；水唯畏土，故其制在脾。今肺虚则气不化精而化水，脾虚则土不制水而反克，肾虚则水无所主而妄行。"水肿的治疗原则为分阴阳而治，阳水主要治以发汗、利小便、宣肺健脾，水势壅盛则可酌情暂行攻逐，总以祛邪为主；阴水则主要治以温阳益气、健脾、益肾、补心，兼利小便，酌情化瘀，总以扶正助气化为治。虚实并见者，则攻补兼施。

验案 1　脾肾两虚案

张某，女，43 岁。就诊日期：2015 年 5 月 7 日。节气：立夏。

主诉：小便不利伴两乳胀痛数月。

现病史：患者近数月来小便不利伴两乳胀痛，间断发作。刻下眼睑及双下肢轻度浮肿，脚背部较为明显。尿液分析提示尿蛋白（－），尿隐血（＋）。患者既往慢性肾小球肾炎病史5年。舌质红，苔白，脉沉细。

辨证：脾肾两虚。

治法：健脾补肾。

处方：全当归9g，炒白芍15g，小青皮9g，陈皮9g，潞党参15g，云茯苓12g，炒白术9g，炙甘草9g，生黄芪30g，青防风12g，淡竹叶12g，生地黄30g，白茅根30g，淫羊藿15g，鹿衔草15g。7剂，每日1剂，分两次水煎，滤渣取汤汁450mL，每次150mL，1日3次，餐后30分钟温服。

二诊：2015年5月14日。咽痛，时有腹痛伴腹泻，两乳痛减。原方去淫羊藿、鹿衔草，加车前子12g（包煎），继服14剂。

三诊：2015年5月28日。诸症减轻，尿蛋白（－），尿隐血（＋）。前方加香附12g，继服7剂。

按语：患者病久，脾肾两虚，肝之疏通不利，邪郁少阳，故而小便不利。腹痛、咽部不适、乳胀、泄泻诸症交替出现。李玉贤取合方存义，养血疏肝、健脾利湿，合导赤散方义，清心利尿、滋阴补肾，以防泻利之品伤阴，复加益气扶正之品，既可扶助正气，又能助气化、利小便。

方中最具特色的配伍药对有当归、芍药配茯苓、白术，养血疏肝、健脾化湿；黄芪配青、陈皮，益气扶正、疏肝解郁、兼利小便；生地黄、淫羊藿配白茅根、淡竹叶、鹿衔草滋肾泄浊、清热养阴。诸药配伍，扶正益气而不碍气行，滋肾养血而不碍阴液之气化，清热又不至暗耗阴津，另配解毒固表之防风，可为五邪兼顾之良剂。本病为肾虚气滞，又兼湿热下注、虚实夹杂之证。因此用药也考虑并祛五邪，诸药并进，否则恐难收效。

验案 2　阳虚水泛案

张某，女，38 岁。就诊日期：2014 年 5 月 19 日。

主诉：周身浮肿反复发作 10 年，加重 5 天。

现病史：患者近 10 年来反复出现周身浮肿，5 天前因劳累并感受风寒，出现全身水肿加重伴气短而喘不能平卧，故来就诊。刻下患者周身浮肿，按之没指，胸脘痞胀、气短、气喘不能平卧，腰部冷痛，小便短少，纳呆，便溏。患者既往慢性肾小球肾炎病史 10 年。查体腹部胀满，移动性浊音（+），双肺呼吸音清晰，血压 146/90mmHg，尿蛋白（+++），尿隐血（++）。舌质淡红，苔白腻，脉沉细。

辨证：阳虚水泛。

治法：温阳利水。

处方：炒白术 15g，制苍术 15g，赤茯苓 30g，生黄芪 15g，炮附子 9g（先煎），炙麻黄 9g（先煎），桑白皮 30g，嫩桂枝 15g，草果仁 9g，川厚朴 15g，陈皮 30g，大腹皮 30g，冬瓜皮 30g，生姜 15g，炙甘草 9g，大枣 5 枚。7 剂，每日 1 剂，分两次水煎，滤渣取汤汁 450mL，每次 150mL，

1日3次，餐后30分钟温服。

二诊：2014年5月26日。周身感到轻松，水肿减轻，胸脘痞胀、气短、气喘不能平卧明显减轻，腰部冷痛愈，但仍感酸困不适，纳增，尿量增加，大便正常。腹部移动性浊音（－）。舌质淡红，苔薄白微腻，脉沉细。前方去厚朴，加滑石12g（包煎），烫狗脊15g，阿胶9g（烊化），琥珀粉9g（冲服），继服14剂。

三诊：2014年6月17日。患者全身浮肿基本消退，唯双下肢膝以下轻度水肿，尿量较前明显增加，时感口干欲饮。血压120/80mmHg。尿蛋白（＋＋），尿隐血（＋）。前方去炮附子、草果仁、烫狗脊、滑石，改生黄芪45g，加入防己12g，天花粉9g，墨旱莲9g，当归12g，炒山药15g。继服14剂，并嘱患者避风寒，忌劳累防止病情复发，并坚持随访治疗。

此后连续随访1年，尿蛋白（＋），尿隐血（－），且肾功能正常，患者病情恢复，已能下地务农。

按语：患者肾病水肿，属正虚邪实，病情复杂多变，起居饮食稍有不慎，则易病情反复。病情的发展与转归均与肺脾肾三脏关系密切。因此，李玉贤治疗肾病水肿常从健脾益气、温肾利水立论，并善用"开鬼门，洁净府"之法。

从本验案分析，患者此次发病因劳累受凉而得，劳则伤正气，凉则肺气闭而不宣，肺主治节之能减退，加之本身阳虚水泛的基础病机，故病情加重迅速，必须肺脾肾三脏兼顾。故李玉贤抓住主要病机矛盾，拟健脾益气、温阳化气兼发表利水之法，方中炒苍术、白术配赤茯苓，陈皮配厚朴、草果有健脾理气化湿之功；炒苍术、白术、赤茯苓与生黄芪、附子具有益气健脾、温阳利水的功效，构建了本方治疗水肿的基本框架；麻黄、桂枝与炮附子配伍，桑白皮、冬瓜皮与大腹皮配伍，数法合用，使患者病情逐渐转归。李玉贤还善用药对治疗尿蛋白和尿隐血阳性。对于消除尿蛋白，其善用白术配黄芪；消除隐血，其善用琥珀配墨旱莲等。并根据利尿药物用久易产生伤阴之弊，随证及时加入养阴补血之品，预防用药导致的变证，这也是其治疗特色之一。

第二节　腰痛

　　腰痛是指腰部感受外邪，或因劳伤，或由肾虚而引起气血运行失调，脉络绌急，腰府失养所致的以腰部一侧或两侧疼痛为主要症状的一类病证。而腰痛具有不同的特点，《素问·脉要精微论》指出："腰者，肾之府，转摇不能，肾将惫矣。"《证治汇补·腰痛》指出："唯补肾为先，而后随邪之所见者以施治，标急则治标，本急则治本，初痛宜疏邪滞，理经隧，久痛宜补真元，养血气。"说明腰痛需分清标本、先后、缓急再进行治疗。腰为肾之府，乃肾之精气所溉之域。肾与膀胱相表里，为足太阳经所过。此外，冲、任、督、带诸脉，亦布其间，故内伤则不外肾虚。而外感风寒湿热诸邪，以湿性黏滞，湿性流下，最易痹着腰部，所以外感总不离湿邪为患。内外二因，相互影响。而肾虚是腰痛发病的关键因素，《杂病源流犀烛·腰痛病源流》指出："腰痛，精气虚而邪客病也……肾虚其本也，风寒湿热痰饮，气滞血瘀闪挫其标也，或从标，或从本，贵无失其宜而已。"风寒湿热痹阻不行，常因肾虚而客，否则虽感外邪，亦不致出现腰痛。

验案 肝肾阴虚案

王某，男，66岁。就诊日期：2014年12月8日。

主诉：腰部胀痛屈伸不利2年，加重1个月。

现病史：患者自诉2年前无明显诱因出现腰部胀痛，严重时不能转侧，近1个月卧则加重。刻下患者精神较差，寐差，头痛，入睡困难，二便尚调。舌红，苔白腻，舌中可见裂纹，脉沉细。

辨证：肝肾阴虚。

治法：滋补肝肾。

处方：熟地黄24g，怀山药12g，山茱萸12g，牡丹皮9g，云茯苓9g，建泽泻9g，生黄柏15g，薏苡仁30g，川牛膝15g，制苍术9g，桑寄生15g，单桃仁9g，川独活

15g，煅龙骨 30g，煅牡蛎 30g，生黄芪 30g，炙甘草 9g，干地龙 12g，杭菊花 9g，石决明 30g，宁枸杞 15g，女贞子 15g。7 剂，每日 1 剂，分两次水煎，滤渣取汤汁 450mL，每次 150mL，1 日 3 次，餐后 30 分钟温服。

二诊：腰部胀痛明显减轻，睡眠改善，头痛减轻，前方继服用 7 剂。

按语：本方以六味地黄汤加减滋补肝肾及五脏阴气，以滋养肾阴为主。《中藏经》论述了其证候表现："肾生病，则口热舌干，咽肿，上气……腰脊背急痛，嗜卧，足下热而痛……病久不已，则腿筋痛，小便闭……"中医学认为，脑为髓之海，肾气通于耳，肾气和则耳能声。"女子以肾为先天""胞络者，系于肾""命门者……女子以系胞"，因此，肾阴虚证为临床常见证候，阴虚则阳亢，虚阳上扰，故见头痛、口苦，肝肾不足，故见腰痛。

第三节　淋证

淋证是指因饮食劳倦、湿热侵袭而致的以肾虚，膀胱湿热，气化失司为主要病机，以小便频急，滴沥不尽，尿道涩痛，小腹拘急，痛引腰腹为主要临床表现的一类病证。《金匮要略·五脏风寒积聚病脉证并治》指出淋证病机为"热在下焦"。《诸病源候论·淋病诸候》："诸淋者，由肾虚而膀胱热故也。"淋证的病位在肾与膀胱，且与肝脾有关。其病机主要是肾虚，膀胱湿热，气化失司。肾与膀胱相表里，肾气的盛衰，直接影响膀胱的气化与开合。淋证日久不愈，热伤阴，湿伤阳，易致肾虚；肾虚日久，湿热秽浊邪毒容易侵入膀胱，引起淋证的反复发作。因此，肾虚与膀胱湿热在淋证的发生、发展及病机转化中具有重要的意义。淋证有虚有实，初病多实，久病多虚，初病体弱及久病患者，亦可虚实并见。实证多在膀胱和肝，虚证多在肾和脾。心火偏旺，气阴两虚，湿热下注，症见遗精淋浊，血崩带下，遇劳则发，五心烦热，四肢倦怠，口舌干燥。

验案　湿热下注案

张某，女，43岁。就诊日期：2015年2月2日。

主诉：反复干咳伴小便不利1周。

现病史：患者自诉1周前因受凉出现咳嗽，未予重视，后干咳为主，并加重伴小便不利。刻下精神较差，反复干咳，夜间加重伴睡眠障碍，小便不利。舌质红，苔薄白，脉沉细。

辨证：湿热下注。

治法：清热利湿。

处方：潞党参15g，石莲子15g，地骨皮15g，软柴胡9g，赤茯苓15g，生黄芪30g，炙甘草9g，大麦冬15g，车前子9g(包煎)，连翘壳15g，光杏仁12g，浙贝母15g。7剂，每日1剂，分两次水煎，滤渣取汤汁450mL，每次150mL，1日3次，餐后30分钟温服。

二诊：诸症略减，小便已恢复正常。前方加清半夏12g，川黄连9g，陈皮9g，云茯苓15g，生地黄9g，大枣5枚，继服7剂。

按语：患者因受凉而肺气郁闭，不得宣发，引发咳嗽、久咳。邪不解，循经下行导致湿热下注，出现小便不利，李玉贤以清心莲子饮为主方化裁。

方中连翘易黄芪，解表透邪，兼清心经郁热；杏仁、浙贝母，提壶揭盖，宣肺止咳，兼利膀胱经气，散膀胱经腑之邪；以党参、黄芪益气扶正，石莲子清热利湿，地骨皮、柴胡助莲子清热之利；赤茯苓、车前子分利湿热，兼泻太阳经之水气；麦冬养阴清心，炙甘草调和诸药之性。服药后使正气得发，太阳表邪得散，经腑通利，则病得瘥。患者夜寐欠安，今咳减，而痰增，显失眠之病机乃痰热未愈，故李玉贤于二诊加清半夏、陈皮以理气化痰，黄芪清心，茯苓健脾利湿、安神宁心，诸药相合，心肺同治，标本兼顾，使表邪得散，里邪得清，诸症自愈。因患者尚有气阴两虚，本次患淋证且咳频，故以清新莲子饮滋阴散热、益气通淋，辅以宣肺之品。

第四章
女科篇

第一节 月经不调

针对冲任虚损的女性患者，临证中李玉贤善于化裁胶艾汤。胶艾汤方出《金匮要略》，方由地黄、阿胶、炙甘草、艾叶、当归、白芍、川芎等药物组成。由《金匮要略·妇人妊娠病脉证并治》中"妇人有漏下者，有半产后因续下血都不绝者，有妊娠下血者，假令妊娠腹中痛，为胞阻，胶艾汤主之"的记载可知，本方主要用于半产后流血不止、妊娠出血及妊娠腹痛等病的治疗。《医学源流论》载"冲任脉皆起于胞中，上循背里，为经脉之海，此皆血之所生"，根据气血盛衰的具体情况，注意调理冲任药物的使用。尽管这些疾病的产生原因不同，表现各异，但冲任虚损病机却是一致，冲任二脉源于肝肾，肝藏血，肾藏精，司二阴，胶艾汤中四物可补血养肝，阿胶滋补肾阴，肝肾经血充足，则冲任二脉可充盈。此外虚损者贵在盛，如对肾气不足，天癸不充，脾气虚弱而致的化源不足，健脾尤显重要。胶艾汤看似无明显补脾药物，但艾叶、甘草配伍作用巧妙迂回。艾叶味苦，性温，为阴中之阳，无毒，可入脾、肾、肺三经，甘草健脾调中，相伍为用则可温补脾阳。受此启发，凡是妇科中经、带、胎、产等病证，符合冲任虚损病机者，均可在此方基础上加以化裁，灵活应用，收效显著。

验案 1　冲任不固案

王某，女，38 岁，汉族。就诊日期：2013 年 6 月。

主诉：经水淋漓延期间断发作 2 年，加重 6 个月。

现病史：患者近 2 年以来，经行不规律，常居经或并月一行，来时量多，每次持续 5 ～ 7 天。近半年来，阴道流血，淋沥不断，自觉气短乏力，心慌头晕。刻下患者面色无华，少气懒言，经淋沥不止，二便尚调。舌淡，苔薄浮黄，脉尺部沉弱、寸关浮软。

辨证：冲任不固。

治法：滋阴调冲。

处方：全当归 9g，大川芎 6g，熟地黄 15g，炒白芍 15g，炒艾叶 9g，炙甘草 9g，贡阿胶 9g（烊化），川续断 12g，炒黄柏 9g，京玄参 12g，牡丹皮 9g。5 剂，每日 1 剂，分两次水煎，滤渣取汤汁 450mL，每次 150mL，1 日 3 次，餐后 30 分钟温服。服用 5 剂后经止，继续调养后未再反复。

按语：患者由于长期月经过多，阴血渐渐耗损，导致冲任失养。冲任二脉本于肝肾，以肝藏血，肾藏精，司二阴为基础。

胶艾汤中含有四物汤，能够补血养肝，阿胶滋补肝肾，肝肾精血充足，则冲任二脉充盈。艾叶性情温和，通经脉、利经气、止痛安胎，又能够止血。甘草缓和而兼补益中气，血遂能循经而行。诸药相和为用，能调节冲任，使得气血平和，可以广泛用于治疗妇科经、带、胎、产等病证，只要辨证准确，灵活使用，效果良好。

验案 2　痰湿瘀阻案

柔某，女，36 岁。就诊日期：2015 年 2 月 5 日。

主诉：月经不规律伴经期小腹坠痛反复发作 6 个月。

现病史：患者自诉近 6 个月来经期明显不规律，末次月经 2015 年 1 月 5 日，持续 7 天，经行量少，经前白带略多，每次伴有小腹坠痛。刻下月经已行 2 天，但仍有小腹坠痛不适，二便尚调。既往多囊卵巢综合征病史。舌红，苔白，脉沉细。

辨证：痰湿瘀阻。

治法：健脾化瘀。

处方：熟地黄 15g，炒白术 15g，炒山药 15g，全当归 9g，炒白芍 9g，川续断 9g，酸枣仁 9g，北沙参 12g，软柴胡 9g，潞党参 15g，炒杜仲 3g，大川芎 9g，益母草 15g，炒艾叶 9g，菟丝子 9g，巴戟天 9g，小青皮 9g，桑寄生 12g。7 剂，每日 1 剂，分两次水煎，滤渣取汤汁 450mL，每次 150mL，1 日 3 次，餐后 30 分钟温服。

二诊：2015 年 2 月 12 日。经事已净，前方去炒艾叶，加生艾叶 9g，白芥子 9g，继服 7 剂。

按语：患者月经不规律伴月经量少，小腹坠胀疼痛，为下焦虚寒，胞脉失养，兼心肝脾不调，痰湿郁于胞脉则生瘀，既往多囊卵巢综合征病史，李玉贤以益经汤加减。

方中熟地黄、续断、菟丝子、巴戟天温肾滋阴，阴阳互补。炒白术、生山药健脾化湿。当归、炒白芍养血柔肝。柴胡泄肝经郁热，酸枣仁、北沙参养阴清心。川芎、益母草泻血行血。炒艾叶温经散下焦虚寒，桑寄生补肾祛湿。青皮理气兼调补益药滋腻之性，诸药相合，心、肝、脾、肾四脏同调。使下焦瘀血得散，经脉得通，络脉气血渐畅。二诊减炒艾叶，加生艾叶、白芥子，加强温通经脉、化瘀通络之效。心主血，肝藏血，脾统血，肾藏精，精化血，相互不调则有争。经期量较少、脉细涩为经血不足，故以心、脾、肝、肾四脏同调为安。

第二节　闭经

闭经是指生育年龄女性无月经或月经停止 6 个月及以上。青春期前、妊娠期、哺乳期及绝经期的月经不来潮不属于闭经。《素问·阴阳别论》曰："二阳之病发心脾，有不得隐曲，女子不月；其传为风消，其传为息贲者，死不治。"本病发病机制主要是冲任气血失调，有虚、实两个方面，虚者由于冲任亏损，化源不足；实者因邪气阻隔冲任，经血不通。导致闭经的病因复杂，有先天因素，也可后天获得，可由月经不调发展而来，也有因他病致闭经者。常见的分型有肾虚、脾虚、血虚、气滞血瘀、寒凝血瘀和痰湿阻滞。虚证多由心脾亏损、经血衰少所致，常见面色萎黄、头晕心悸、食欲不振等，治疗宜补益心脾、养血通经。实证多由气郁血瘀所致，常见少腹胀痛、胸胁胀满、精神抑郁、舌有瘀点等，治疗宜活血化瘀、行气通经。虚证者治以补肾滋肾，或补脾益气，或补血益阴，以滋养经血之源；实证者治以行气活血，或温经通脉，或祛邪行滞，以疏通冲任经脉。本病虚证多、实证少，切忌妄行攻破之法，犯虚虚实实之戒。

验案　气郁血滞案

黄某，女，32 岁，汉族。就诊日期：2017 年 1 月。节气：小寒。

主诉：停经 6 个月伴腰膝酸困。

现病史：患者自诉月经 6 个月未来，经来时量少，腰腿酸困。刻下患者形瘦，烦躁易郁，乏力倦怠，胸闷气短，腰困腿软，易掉发，纳差，寐差多梦，小便正常，大便秘结不爽。育 1 女，流产 1 次。舌质淡红，苔薄白，脉沉细。

辨证：气郁血滞。

治法：健脾行气活血。

处方：熟地黄 30g，全当归 15g，生白术 30g，南沙参

15g，杭白芍 15g，牡丹皮 12g，怀山药 18g，潞党参 18g，酸枣仁 15g，软柴胡 9g，炒杜仲 12g，大川芎 9g，单桃仁 9g，杜红花 9g，川牛膝 15g，刘寄奴 15g，炙甘草 9g。7 剂，每日 1 剂，分两次水煎，滤渣取汤汁 450mL，每次 150mL，1 日 3 次，餐后 30 分钟温服。

二诊：患者自诉服用 7 剂药后经虽未来，但其他诸症均减，精神倍增，纳食增加，心情舒畅，大便日 1 次，加菟丝子 15g，继服 7 剂。

三诊：经血已来 3 日，但量少，色暗。前方去桃仁、刘寄奴、红花，续服 7 剂，后续调理月余，月经按月而行，诸症悉愈。

按语：本病多为脾肾两虚，气血不足，肝郁血滞，经水不下，故而健脾滋肾疏肝。肾主生殖，脾能生血，肝主藏血，肾精充，脾气足，肝条达，经血按月而行，《傅青主女科》曰："经云女子七七而天癸绝，有年未至七七而经水先断者，人以为血枯经闭也，谁知是心肝脾之气郁乎……吾以为心肝脾气之郁者，盖以肾水之生，原不由于心肝脾，而肾水之化，实有关于心肝脾。"因此，李玉贤认为治法必须散心肝脾之郁，同时滋养肾水，则经溢而经水自通，妙在以补通之，以散开之。倘单纯补益，则郁而不开而生火，单纯散则气益衰而耗精，或用攻坚之剂、辛热之品，则非无益，而又有害。拟方益经汤加桃红四物汤，养血活血、通利血脉，佐以川牛膝、刘寄奴破血引血下行，经水复来，在加减应用过程中多见良效。

组方中，重用熟地黄、白术以健脾滋肾，辅补气补血、养心润肝之药，使以理气活血、引血下行之药，使神气充、脾气足、气血调达，经血始来。李玉贤指出本病的病因病机较复杂，可分为虚实两端，虚者精血不足，血海空虚，无血可下。实者邪气阻隔，脉道不通，经血不得下行。虚者多因肝肾不足，气血虚弱。实者多气滞血瘀，或痰湿阻滞导致闭经。或虚实夹杂，肝肾同源，肾气虚，而肝血少，冲任无充，无以化为经血乃致经闭，多因禀赋不足，房劳久病，多产堕胎，致肾精亏耗，肝血亦虚，或劳伤心脾，饮食劳倦，忧思过虑，损伤心脾，营血失养，故成经闭。或过食辛燥，灼烁津血，或失血伤阴，或久病耗血，以致血海燥涩干涸，故而经闭。或内伤寒邪，寒凉生冷，血为寒，凝为瘀，气血瘀滞，气滞则血瘀，血瘀必气滞，二者相因而致。闭经的治疗原则，根据病证，虚者补而通之，补益肝肾或固养气血；实者泻而通之，或活血化瘀，或理气行滞，或除邪固经，切不可不分虚实，滥用攻破方药，亦不可一味峻补，反燥涩精血，本方即取此意而定药。

第三节 带下病

带下明显增多，色、质、气味发生异常，或伴全身、局部症状者，称为"带下病"，又称"下白物""流秽物"。带下病以带下增多为主要症状，临床必须辨证与辨病相结合进行诊治。主要病因是湿邪，如《傅青主女科》曰："夫带下俱是湿症。"湿有内外之别。外湿指外感之湿邪，如经期涉水淋雨，感受寒湿，或产后胞脉空虚，摄生不洁，湿毒邪气乘虚内侵胞宫，以致任脉损伤，带脉失约，引起带下病。内湿的产生与脏腑气血功能失调有密切的关系。脾虚运化失职，水湿内停，下注任带；肾阳不足，气化失常，水湿内停，又关门不固，精液下滑；素体阴虚，感受湿热之邪，伤及任带。总之，带下病系湿邪为患，而脾肾功能失常又是发病的内在条件；病位主要在前阴、胞宫；任脉损伤，带脉失约是带下病的核心病机。

带下病辨证主要根据带下量、色、质、气味，其次根据伴随症状及舌脉辨其寒热虚实，如带下量多色白或淡黄，质清稀，多属脾阳虚；色白质清稀如水，有冷感者属肾阳虚；量不甚多、色黄或赤白相间、质稠或有臭气为阴虚夹湿；带下量多色黄，质黏稠，有臭气，或如泡沫状，或色质如豆渣状，为湿热下注；带下量多，色黄绿如脓，或浑浊如米泔，质稠，恶臭难闻，属湿毒重症。临证时尚需结合全身症状及病史等综合分析，方能作出正确的辨证。带下病的治疗原则以健脾、升阳、除湿为主，辅以疏肝固肾；但是湿浊可以从阳化热而成湿热，也可以从阴化寒而成寒湿，所以要佐以清热除湿、清热解毒、散寒除湿等法。

验案 脾肾两虚案

李某，女，38岁，汉族。就诊日期：2017年3月。

主诉：白带频多并见色微黄6个月余。

现病史：患者自诉近半年来带下量多，色微黄，味腥，倦怠乏力，少腹坠胀，腰酸痛。刻下患者烦郁不畅，纳差，夜寐易醒多梦，二便调，月经量少，月经周期33～35天，每次持续3天，带下频多，色微微发黄。妇科检查见宫颈柱状上皮异位，育1子。舌质淡红，舌体胖，苔浊微腻，脉濡滑。

辨证：脾虚湿盛。

治法：健脾化湿。

处方：炒白术18g，怀山药15g，潞党参15g，杭白芍15g，车前子15g（包煎），制苍术12g，广陈皮9g，软柴胡9g，荆芥穗9g，关黄柏12g，菟丝子15g，白果仁12g，香白芷15g，芡实米18g，炙甘草6g，鱼腥草18g。7剂，每日1剂，分两次水煎，滤渣取汤汁450mL，每次150mL，1

日3次，餐后30分钟温服。

二诊：诸症减轻，续服7剂后诸症愈，再服7剂以善后。

按语：本病多因肝郁气滞，脾肾两虚，湿浊内生，淫浸于下，导致带下白浊。或感受湿邪，内生湿浊，分泌增多，久而化热，导致带黄浊而味腥臭。治以补虚祛邪调肝之剂，方用完带汤合易黄汤加减，全方兼顾肝、脾、肾三经调治，有健脾益气、滋肾扶阳、升阳除湿、燥湿清热、收湿止带、疏肝解郁的功效。

组方中，白术、山药、菟丝子、党参健脾滋肾。苍术、白术以健脾燥湿利水。风湿困脾阳，患者出现倦怠嗜卧、肢体酸软，胸膈满闷，甚至胀满而舌浊厚腻，此非苍术猛烈不能开泄，而痰饮弥漫，亦非此不化。菟丝子补阳益肾、固精缩尿止带，能治男女虚冷，填精益髓，去腰疼膝冷，久服延年悦颜色，又主消渴烦热。柴胡、白芍疏肝解郁。荆芥穗、芡实米、白果、白芷收湿止带。白果敛肺平喘、止带缩尿。李玉贤认为妇科尤崇健脾胃、护脾胃。今人多食肥甘滋腻，久伤脾胃，生湿生痰，加之生活节奏快、情志失调而诸病渐生。女子因生理不同，多虑多郁，郁而阻塞气机，气机不畅，脾升清降浊被滞，清阳不升，浊阴不降，致脾虚而湿内生，脾虚而肾失滋养，使脾肾两虚，湿浊久不去也。故在治女子带下，应补虚泄浊祛湿并重，在具体临证时要灵活变通，随证加减，守方而不拘泥。肾主生殖，肾气虚而精不自守，白浊、带下自生，故带多与肾相关，健脾应加以滋肾。带下多有湿热浸淫者，治疗中应辨证辅以清热解毒燥湿之品。李玉贤在治痰过程中多辅健脾扶中之品，使胃气不伤，脾气充旺，则顽疾得愈。

第四节　乳癖

　　乳癖是以乳房有形状大小不一的肿块、疼痛并与月经周期相关为主要表现的乳腺组织的良性增生性疾病。《疡科心得集·辨乳癖乳痰乳岩论》曰："有乳中结核，形如丸卵，不疼痛，不发寒热，皮色不变，其核随喜怒消长，此名乳癖。"本病是妇女乳房部常见的慢性良性肿块，以乳房肿块和胀痛为主要症状，常见于中青年妇女。本病多与情志内伤、忧思恼怒有关。足阳明胃经过乳房，足厥阴肝经至乳下，足太阴脾经行乳外，若情志内伤，忧思恼怒则肝脾郁结，气血逆乱，气不行津，津液凝聚成痰；复因肝木克土，致脾不能运湿，胃不能降浊，则痰浊内生；气滞痰浊阻于乳络则为肿块疼痛。八脉隶于肝肾，冲脉隶于阳明，若肝郁化火，耗损肝肾之阴，则冲任失调，《圣济总录》曰："以冲任二经，上为乳汁，下为月水。"所以本病多与月经周期相关。本病的基本病机为气滞痰凝，冲任失调，病在胃、肝、脾三经。本病是以乳房有形状大小不一的肿块、疼痛并与月经周期相关为主要表现的乳房疾病。

验案 肝气郁结案

李某，女，41岁。就诊日期：2015年8月13日。

主诉：双侧乳房胀痛反复发作12年，加重1周。

现病史：患者自诉，12年前因工作和生活压力过大，于月经之前常出现双侧乳房胀痛，此后病情加重，轻触即痛。每遇劳累、情绪波动及月经之前均易反复发作，近1周来症状加重。刻下精神较差，表情忧郁，双侧乳房胀痛明显，纳可，寐差，二便尚调。超声波检查提示双侧乳腺内多发低回声结节（考虑囊性增生）。舌质红，苔薄白，脉弦滑。

辨证：肝气郁结。

治法：疏肝散结。

处方：软柴胡9g，小青皮12g，生牡蛎30g（先煎），炒麦芽30g，夏枯草30g，浙贝母18g，醋延胡索15g，陈皮15g，淡黄芩9g，合欢皮30g，牡丹皮15g，炙甘草9g。7剂，每日1剂，分两次水煎，滤渣取汤汁450mL，每次150mL，1日3次，餐后30分钟温服。

二诊：2015年8月20日。服药后两乳胀痛即明显减轻，7剂服尽，两乳胀痛已基本消失，唯用力按压时感觉疼痛，两乳肿块均明显缩小。前方减夏枯草为15g，加党参15g，继服 14 剂。

三诊：2015 年 9 月 4 日。乳房胀痛未发，自查两乳，已无结块及压痛。乳腺超声波检查提示双侧乳腺回声不均。予以随访 6 个月，经期前后乳房无不适，病获痊愈。

按语：乳腺增生是中青年女性的常见病和多发病，多因情志不调而得。李玉贤从肝胃论治，立疏肝和胃、散结止痛之法。

所用自拟方药物配伍精妙，柴胡、黄芩与青皮、陈皮配伍，疏肝理气清肝热功专力强。大剂生牡蛎、夏枯草、浙贝母与柴胡、青皮、陈皮、牡丹皮配伍软坚散结之力更强。同时也注重养正，当两乳胀痛明显减轻时，中病即止，减夏枯草用量，无过度攻伐，损伤正气，并加入党参扶正，预防正气被伐。方中炒麦芽之妙用，疏肝和胃，能绝肝气反胃之源，而使痰生无由，循足阳明胃经上行结于乳房，绝痰气交阻之途，而使病愈。

第五节　不孕症

夫妇同居 2 年以上，配偶生殖功能正常，未避孕而未受孕者，或曾孕育过，未避孕又 2 年以上未再受孕者，称为"不孕症"，前者称为"原发性不孕症"，后者称为"继发性不孕症"。男女双方在肾气盛、天癸至、任通冲盛的条件下，女子月事以时下，男子精气溢泻，两性相合，便可媾成胎孕，可见不孕主要与肾气不足、冲任气血失调有关。临床常见有肾虚、肝郁、痰湿、血瘀等类型。临床痰湿者较为多见，素体肥胖，或恣食膏粱厚味，痰湿内盛，阻塞气机，冲任失司，躯脂满溢，闭塞胞宫，或脾失健运，饮食不节，痰湿内生，湿浊流注下焦，滞于冲任，湿壅胞脉，都可导致不能摄精成孕。此外李玉贤认为不孕症的辨证主要要辨月经的变化、带下病程度的轻重，其次要辨全身症状及舌脉，进行综合分析，明确脏腑、气血、寒热、虚实，以指导治疗。治疗重点是温养肾气、调理气血，使经调病除，则胎孕可成。此外尚需要调整房事，从事一定的体育活动，推动周身气机运行，以利于受孕。

验案　痰瘀阻络案

路某，女，32 岁。就诊日期：2015 年 6 月 1 日。节气：小满。

主诉：未避孕 4 年不嗣。

现病史：患者自诉自 2012 年起至今，夫妻同居未避孕，但至今未能怀孕。既往 2010 年剖宫产 1 女，2010 年 9 月因宫外孕行手术治疗。刻下患者精神可，形略胖，纳可，寐可，二便尚调。月经周期规律，29 ~ 30 天为 1 个周期，每次经期持续 5 ~ 10 天，末次月经 2015 年 5 月 17 日，月经量可，带无异常。既往输卵管造影术提示左侧输卵管粘连。舌质红，苔薄白，脉弦细滑。

辨证：痰瘀阻络。

治法：化痰通络。

处方：全当归 12g，炒白芍 15g，大川芎 9g，熟地黄 29g，软柴胡 9g，炙甘草 9g，皂角刺 15g，桑寄生 12g，紫石英 30g，制香附 12g，炒杜仲 15g，五味子 15g，淫羊藿 9g，炒艾叶 9g。7 剂，每日 1 剂，分两次水煎，滤渣取汤汁 450mL，每次 150mL，1 日 3 次，餐后 30 分钟温服。

二诊：2015 年 6 月 8 日。舌质红苔白，脉沉细。近日腰困，胸胀，前方减熟地黄、柴胡、皂角刺、紫石英、五味子、淫羊藿。加生地黄 24g，怀牛膝 15g，继服 7 剂。

三诊：2015 年 6 月 15 日。腰困及胸胀减轻，前方继服 10 剂。

四诊：2015 年 6 月 25 日。舌质红苔白，脉沉细。自诉月经 2015 年 6 月 3 ~ 10 日，带多腰困，前方加柴胡 9g，皂角刺 15g，紫石英 30g，荔枝核 9g，继服 7 剂。

五诊：2015 年 7 月 9 日。带减，舌红，苔薄白，脉小滑。前方减香附、皂角刺、紫石英，加川续断 15g，沙参 15g，继服 7 剂。

六诊：2015 年 7 月 15 日。舌质红，苔薄白，脉滑。实验室检查提示有妊娠，停药观察。

按语：本患者痰湿瘀阻脉络，脉络不通以致不孕，李玉贤用四物汤合调经汤化裁，随证加减，经期养血散瘀、化瘀理气、温补下焦、逐瘀泄浊，使瘀渐缓消散。患者经期时间较长，肝肾不足，需补肾养肝、健脾助运，促进脏腑调和。同时兼顾养胞宫、促排卵，经后 15 天至下次月经来潮时加入养血滋阴、补肾填精、温肾暖宫之品，一则助孕卵着床稳固，二则促进瘀血得化，瘀血消散，以便邪随经水外泄，邪出病愈。

不孕症治疗，以分期施方较好，经期养血滋肾、理气活血，经期初期以养血滋肾、温宫疏肝为宜，排卵期填精补血、养肾以助孕，如此调治常能获效。

第五章
杂病篇

第一节　暴盲

　　本病为突然一侧或两侧视力急剧下降，甚至失明的一种严重内障眼病。患眼外观虽无明显异常，但瞳内病变却多种多样。由于发病急剧，发病前眼无不适，突然视力急剧下降，甚至失明，或伴有眼胀，头痛，或目珠转动作痛，甚或初起自觉眼前有蚊蝇飞舞、云雾飘动，或视物呈现红色，继而一眼或双眼视力骤然下降，甚至明暗不分。常见气血瘀阻，情志不舒，肝郁气滞而血瘀，或暴怒伤肝，气血逆乱，上壅窍道，致目中脉络阻塞。若阻塞视网膜中央动脉，致输注入眼的气血骤断，引起暴盲。气滞血瘀，头部血流不畅，则头晕头痛，脉弦或涩皆肝郁气滞血瘀之故。

　　李玉贤认为，暴盲的原因较多，除了外源性以外，多由于情志郁结所致，因肝郁气滞而致血瘀，或引动肝气，导致气血不和，最终导致目络闭塞，视力异常。而肝开窍于目，因而肝病为目病之本，需要调畅肝气、化瘀通络。

验案　阴虚阳亢案

马某，男，57岁。就诊日期：2014年3月27日。

主诉：头晕反复发作10年余，加重伴视物模糊3个月。

现病史：患者自诉头晕反复 10 年，近 3 个月来症状加重并伴有视力减退，头晕间断发作但无明显恶心呕吐。刻下头晕，双下肢酸困，心情烦躁，夜间易醒，双眼视力模糊，视物不清，右眼为甚，纳食量少，小便可，大便干结。专科检查提示双眼底视网膜灶性动脉狭窄伴渗出，右眼底视网膜灶性陈旧性出血（既往高血压病史 10 年，口服苯磺酸氨氯地平片 5mg，1 日 1 次）。舌质淡暗，舌底络脉迂曲，苔白腻，脉细滑、左侧关脉细弦。

辨证：阴虚阳亢。

治法：滋阴平肝。

处方：生地黄 15g，炒杜仲 15g，明天麻 15g，嫩钩藤 12g，生白术 15g，清半夏 15g，陈皮 15g，桑寄生 18g，川牛膝 15g，怀牛膝 15g，石决明 30g，木贼草 9g，牡丹皮 15g，生麦芽、炒麦芽各 15g，炙甘草 9g。7 剂，每日 1 剂，分两次水煎，滤渣取汤汁 450mL，每次 150mL，1 日 3 次，餐后 30 分钟温服。

二诊：2014 年 4 月 3 日。头晕较前明显减轻，下肢酸困，夜间易醒及烦躁等消失，双眼视物较前略清晰，纳增。血压 150/90mmHg。脉细滑，左侧关脉细弦。舌质淡暗，舌底络脉迂曲，腻苔渐化，唯舌根部苔微腻。前方去杜仲、牡丹皮，生地黄加至 30g，陈皮加至 18g，另加桑叶 30g，菊花 9g，党参 15g，继服 7 剂。

三诊：2014 年 4 月 11 日。近 1 周来头晕无明显发作，下肢酸困及烦躁消失，双眼视物较前逐渐清晰，纳食量正常。血压 140/86mmHg。脉细滑，左侧关脉细弦。舌质红，苔薄白，腻苔已化。前方去钩藤、石决明、陈皮，另加夏枯草 15g，丹参 15g，炒白蒺藜 15g。继服 14 剂。

此后患者坚持随诊服中药治疗近 6 个月，视力逐渐恢复正常，血压控制稳定。眼底检查视网膜病变明显好转，于是停中药汤剂，单纯服用苯磺酸氨氯地平片。继续随访 6 个月，头晕等症未发，血压平稳。

按语：高血压病伴眼底出血者多属难治之病。此案患者阴虚阳亢，又兼痰瘀阻络，对于临床经验较少的中医师来讲，一是病机和证型确定有一定难度，二是选方和用药剂量配伍不易把控。平肝潜阳用药量过大则影响脾胃运化，化痰祛瘀药的用量过大，易伤阴，或加重眼底出血。李玉贤在患者初诊时，抓住其阴虚阳亢的主要症状为头晕、双下肢酸困、烦躁、夜间易醒等，又见肝气克胃乘脾之纳少苔腻之症，病本属春季易肝阳上亢动风则耗伤肾中阴液。

组方中用大剂生地黄则碍脾胃运化，故用生地黄、杜仲寒温并投，平补肾肝，阳中求阴，天麻、钩藤、生石决明、牡丹皮等清肝平肝，两组药物协同作用，使患者烦躁、夜寐欠安之症很快消失。生白术，清半夏，陈皮，生、炒麦芽合用，疏肝健脾、和胃化痰，除痰浊转化之源，也是李玉贤开胃化苔的常用药物组合。桑寄生，川、怀牛膝等是李玉贤补肾泄浊、利尿降压的常用之品。木贼草、桑叶、菊花、炒白蒺藜等是李玉贤治疗高血压病伴眼底病变的常用药对。且李玉贤的用药经验表明，大剂桑叶既可清肝明目，又能清热治头晕。治疗高血压等头晕之症，还要注意气血不足、清阳不升的病机。一诊、二诊后，患者脾胃功能的逐渐恢复，李玉贤抓住春季高血压病的发病特点，以及本患者气虚血瘀之病机，注重滋肾平肝、健脾泄浊、祛瘀通络诸法兼用，还在方中加入补气生津之党参，助脾气升发清阳之用。通过长期调理使患者血压控制平稳，眼底病变得以控制。

第二节　湿疮

湿疮是由多种内外因素引起的过敏性炎症性皮肤病。表现以多形性皮损，对称分布，易于渗出，自觉瘙痒，反复发作和慢性化为临床特征。本病男女老幼皆可罹患，而以先天禀赋不耐者为多。一般可分为急性、亚急性、慢性三类。中医古代文献无湿疮之名，一般依据其发病部位、皮损特点而有不同的名称，若浸淫遍体，滋水较多者，称浸淫疮；以丘疹为主者，称血风疮或粟疮；发于耳部者，称旋耳疮；发于乳头者，称乳头风；发于手部者，称瘑疮；发于脐部者，称脐疮；发于阴囊者，称肾囊风或绣球风；

发于四肢弯曲部者，称四弯风；发于婴儿者，称奶癣或胎症疮。根据病程和皮损特点，一般分为急性、亚急性、慢性三类。

急性湿疮起病较快，常对称发生，可发于身体的任何一个部位，亦可泛发于全身，但以面部的前额、眼睑、颊部、耳部、口唇周围皮肤等处多见。初起皮肤潮红、肿胀、瘙痒，继而在潮红、肿胀或其周围的皮肤上，出现丘疹、丘疱疹、水疱。皮损簇集或密集成片，形态大小不一，边界不清。常因搔抓而水疱破裂，形成糜烂、流滋、结痂。自觉瘙痒，轻者微痒，重者剧烈瘙痒呈间歇性或阵发性发作，常在夜间增剧，影响睡眠。皮损广泛者，可有发热、大便秘结、小便短赤等全身症状。

亚急性湿疮多由急性湿疮迁延而来，急性期的红肿、水疱减轻，流滋减少，但仍有红斑、丘疹、脱屑。自觉瘙痒，或轻或重，一般无全身不适。

慢性湿疮多由急性、亚急性湿疮反复发作而来，也可起病即为慢性湿疮，其表现为患部皮肤增厚，表面粗糙，皮纹显著或有苔藓样变，触之较硬，暗红或紫褐色，常伴有少量搔痕、血痂、鳞屑及色素沉着，间有糜烂、流滋。自觉瘙痒剧烈，尤以夜间、情绪紧张、食辛辣鱼腥动风之品时为甚。发生在掌跖关节部的易发生皲裂，引起疼痛。病程较长，数月至数年不等，常伴有头昏乏力、腰酸肢软等全身症状。

特定部位及特殊类型的湿疮：湿疮虽有上述共同表现，但由于某些特定的环境或特殊的致病条件，湿疮可有下列特殊类型。

头面部湿疮：发于头皮者，多有糜烂、流滋，有黄色厚结，有时头发黏集成束状，常因染毒而引起脱发。发于面部者，多有淡红色斑片，上覆以细薄的鳞屑。

耳部湿疮：好发于耳窝、耳后皱襞及耳前部。皮损为潮红、糜烂、流滋、结痂及裂隙，耳根裂开，如刀割之状，痒而不痛，多对称发生。

乳房部湿疮：主要发生于女性，表现为皮肤潮红、糜烂、流滋，上覆以鳞屑，或结黄色痂皮。自觉瘙痒，或有皲裂而引起的疼痛。

脐部湿疮：皮损为鲜红色或暗红色斑片，有流滋、结痂，边界清楚，不累及外周正常皮肤。常有臭味，亦易染毒而出现红肿热痛，伴发热畏寒、便秘溺赤。

手部湿疮：皮损形态多样，可为潮红、糜烂、流滋、结痂。反复发作可致皮肤粗糙肥厚。冬季常有皲裂而引起疼痛。发于手背者，多呈钱币状；发于手掌者，皮损边缘欠清。

小腿部湿疮：多见于长期站立者，皮损主要发于小腿下三分之一的内外侧。常先有局部青筋暴露，继则出现暗红斑，表面潮湿、糜烂、流滋，或干燥、结痂、脱层，呈局限性或弥漫性分布。常伴有湿疮。病程迁延，反复发作，可出现皮肤肥厚粗糙，色素沉着或减退。

阴囊湿疮：多发于阴囊，有时延及肛门周围，少数累及阴茎。急性期潮红、肿胀、糜烂、渗出、结痂；慢性期则皮肤肥厚粗糙，皱纹加深，色素沉着，有少量鳞屑，常伴有轻度糜烂渗出。病程较长，常数月、数年不愈。

婴儿湿疮：多发于头面部，尤常见于面部，在面部者，初为簇集性或散在的红斑或丘疹。在头皮或眉部者，多有油腻性的鳞屑和黄色痂皮。轻者，仅有淡红的斑片，伴有少量鳞屑，重者出现红斑、水疱、糜烂，浸淫成片，不断蔓延扩大。自觉瘙痒剧烈，患儿常有睡眠不安，食欲不振，一般1～2岁之后可以痊愈。

四弯风：一般分为婴儿期、儿童期、成人期。婴儿期皮损为多形性，有红斑、丘疹、水疱、糜烂、流滋、结痂、脱屑。好发于头面、躯干、四肢。儿童期皮损呈局限性、对称性，多为干燥常有鳞屑的丘疹，或为边缘清楚的苔藓样斑片，因搔抓而有搔痕、表皮剥脱、血痂。少数可为米粒至黄豆大小的正常皮色或棕褐色的丘疹，初起较大，颜色潮红，日久变硬，色褐。多见于肘窝、腋窝或四肢屈侧或伸侧。成人期皮损类似播散性牛皮癣，皮损为多数密集的小丘疹，常融合成片，苔藓样变明显，其上有细薄鳞屑。好发于颈部、四肢、眼眶周围。自觉剧烈瘙痒。部分患者伴有消瘦、便溏、纳呆、神疲乏力、头晕、腰酸、发育不良等症状。实验室检查：嗜酸性粒细胞计数增高。治疗以健脾化湿、清热疏风为法。

验案1 湿热内蕴案

姬某，女，43岁。就诊日期：2014年11月20日。节气：小寒。

主诉：双手起斑丘疹伴瘙痒1年余。

现病史：患者双手起斑丘疹，逢冬季消退，至春季辄发。每发不能外出劳动，并时常瘙痒不适，痛苦非常，内服药物或用药外洗患处效果均不佳，来我院就诊。刻下患者双手满布鲜红色红斑、丘疹，但无水疱，水肿明显，瘙痒明显，有搔痕，灼热感明显，兼有口渴，便干。舌质淡，苔薄白，脉沉缓。

辨证：湿热内蕴。

治法：健脾化湿，清热疏风。

处方：潞党参10g，炒白术12g，云茯苓15g，清半夏12g，软柴胡9g，炙甘草9g，炒山药9g，车前子30g（包煎），制苍术9g，荆芥穗9g，陈皮9g。7剂，每日1剂，分两次水煎，滤渣取汤汁450mL，每次150mL，1日3次，餐后30分钟温服。

二诊：双手皮肤斑疹消退，瘙痒明显减轻。舌质淡，苔薄白，脉沉缓。继服10剂，症状消失。

按语：中医学文献中虽无湿疹之名，但对有些疾病的记载与湿疹相符合，如"奶癣""旋耳疮""绣球风""四弯风"等。其发生多与体质因素有关。或饮食失节，脾失健运，湿热内蕴；或素患他病，如肾炎、肝炎、溃疡病、习惯性便秘，日久耗伤阴血，或在此基础上过食荤腥发物；或因接触刺激物（动物、植物、化学原料等过敏物质）；或外感风寒而诱发。本病根据年龄分为成人湿疹与婴儿湿疹，根据病程则分为急性、亚急性和慢性湿疹。一般急性者根据湿与热的偏盛分治，或清热利湿、凉血解毒；或健脾利湿佐以清热。亚急性者治以清热凉血、健脾利湿。慢性湿疹者治以健脾利湿、养血润肤。但治疗效果往往不是很理想。李玉贤通过四十余年临床潜心研究，在传统的清热泻火除湿的理论基础上，提出了风寒或风热闭郁玄府，汗液闭蒙，故聚郁为毒，发疹发痒。故选用健脾化湿为主，辅以清热疏风，外开汗孔而逐寇。

本方以健脾化湿、清热疏风为法，方中潞党参、炒白术、炒山药健脾益气，云茯苓、清半夏、制苍术、陈皮健脾化湿，车前子导湿热从下焦而出，荆芥穗清热疏风，软柴胡疏肝理气，炙甘草益脾和中，调和诸药为使。全方除痰湿而疏络，内疏万络而揖盗，为治疮的方剂。李玉贤治疗此证也有较多药对依证加减：若肺热重，可加桑白皮、枇杷叶清解肺热；若瘙痒不能入眠者，加珍珠母、首乌藤、酸枣仁以养心安神；若大便秘结，可加生地黄，用量至20g，并加玄参15g，火麻仁20g以润肠通便；发于上部者，加桑叶、野菊花、金银花；发于中部者加龙胆、黄芩；

发于下部者加车前草、泽泻；瘙痒甚者加白鲜皮、地肤子；红热甚者，重用生地黄、赤芍、牡丹皮；若病久体虚、病情缠绵难愈，可加黄芪 30g，当归 10g 以补养气血、托毒外出。

验案 2　湿热结毒案

颜某，男，44 岁。就诊日期：2014 年 11 月 27 日。节气：小寒。

主诉：后背渐出红斑疹伴瘙痒 1 个月余。

现病史：患者自诉 3 个月前无明显诱因，后背皮肤感轻微瘙痒，搔抓后起粟米至绿豆大小红斑疹，未在意，其后患者上述症状逐渐加重，伴剧烈瘙痒，遂至我院就诊。刻下患者神清，精神欠佳，后背皮肤感轻微瘙痒，搔抓后起粟米至绿豆大小红斑疹，伴剧烈瘙痒，纳可，寐欠佳，大便干，小便调。舌质红，苔白腻、根浮黄，脉沉弦缓。

辨证：湿热结毒。

治法：清热利湿。

方药：西羌活 9g，青防风 12g，荆芥穗 9g，大川芎 9g，川厚朴 9g，潞党参 15g，云茯苓 15g，陈皮 15g，炙甘草 9g，白僵蚕 9g，净蝉蜕 9g，炒黄柏 15g，白鲜皮 15g，地肤子 15g，徐长卿 30g，蛇床子 15g。7 剂，每日 1 剂，分两次水煎，滤渣取汤汁 450mL，每次 150mL，1 日 3 次，餐后 30 分钟温服。

二诊：皮肤红斑疹、渗出明显减轻。舌质红，苔黄腻，脉弦数。继服 7 剂，症状消失。

按语：本例中，李玉贤辨证为湿热结毒，风湿或风热之邪侵袭人体，浸淫血脉，内不得疏泄，外不得透达，郁于肌肤腠理之间所致，故见皮肤瘙痒不绝、疹出色红或抓破后脓水流溢等。治宜疏风为主，佐以清热除湿之法。痒自风而来，止痒必先疏风，方拟消风散加减。

故组方中，以清热除湿为法，方中西羌活、青防风、荆芥穗、徐长卿祛风除湿，大川芎、川厚朴、陈皮理气，潞党参、云茯苓、炒黄柏健脾益气除湿，白僵蚕、净蝉蜕、蛇床子解毒止痒，白鲜皮、地肤子健脾燥湿止痒，炙甘草益脾和中、调和诸药为使。在传统的清热泻火发病理论的基础上，运用祛风除湿的理论，加之重用虫类药突出解毒止痒之力，不仅湿热蕴肤之症状消失，患者的皮损亦告痊愈。

第三节　粉刺

粉刺是表现为毛囊、皮脂腺的慢性炎症性的皮肤病。因其典型皮损能挤出白色半透明状粉汁，故称之粉刺。本病多由饮食不节，过食肥甘厚味，肺胃湿热，复感风邪而发病。舌质红，苔黄腻，脉弦数。皮损好发于面部及上胸背部。痤疮的非炎症性皮损表现为开放性和闭合性粉刺。闭合性粉刺（又称白头）的典型皮损是约 1mm 大小的肤色丘疹，无明显毛囊开口。开放性粉刺（又称黑头）表现为圆顶状丘疹伴显著扩张的毛囊开口。粉刺进一步发展会演变成各种炎症性皮损，表现为炎性丘疹、脓疱、结节和囊肿。炎性丘疹呈红色，直径 1 ~ 5mm；脓疱大小一致，其中充满了白色脓液；结节直径大于 5mm，触之有硬结和疼痛感；囊肿的位置更深，充满了脓液和血液的混合物。这些皮损还可融合形成大的炎性斑块和窦道等。炎症性皮损消退后常常遗留色素沉着、持久性红斑、凹陷性或肥厚性瘢痕。临床上根据痤疮皮损性质和严重程度将痤疮分为 3 度、4 级：1 级（轻度）：仅有粉刺；2 级（中度）：除粉刺外，还有一些炎性丘疹；3 级（中度）：除粉刺外，还有较多的炎性丘疹或脓疱；4 级（重度）：除有粉刺、炎性丘疹及脓疱外，还有结节、囊肿或瘢痕。此类患者素体阳热偏盛，加之青春期生机旺盛，营血日渐偏热，血热外壅，气血瘀滞，蕴阻肌肤，而发本病；或因过食辛辣肥甘之品，肺胃积热，循经上熏，血随热行，上壅于胸面。治疗以疏风清热为主，健脾化湿、解毒止痒和凉血散热解毒为辅。

验案 1　肺热蕴肤案

麻某，男，16 岁。就诊日期：2014 年 11 月 23 日。节气：小寒。

主诉：颜面起炎性丘疹 4 年。

现病史：4 年前无明显诱因颜面起粟米大小炎性丘疹，自行口服药物（具体药物及剂量不详）治疗，皮损消退；其后患者因生活调摄不佳，皮损加重，部分皮损瘢痕化，未经系统治疗，为求中医综合治疗，遂至我院门诊治疗。刻下患者神清，精神欠佳，颜面起粟米大小炎性丘疹，部分皮损瘢痕化，基底潮红，伴轻微瘙痒，纳可，寐欠佳，大便黏滞，小便调。舌质红，苔黄腻，脉弦数。

辨证：肺热蕴肤。

治法：清热凉血，疏风除湿。

处方：西羌活 9g，青防风 12g，荆芥穗 9g，大川芎 9g，川厚朴 9g，潞党参 12g，云茯苓 12g，陈皮 9g，炙甘草 9g，白僵蚕 9g，净蝉蜕 9g，连翘壳 12g，白鲜皮 15g，地肤子 15g，徐长卿 15g，马齿苋 12g，土茯苓 15g，炒枳壳 9g，白花蛇舌草 12g。7 剂，每日 1 剂，分两次水煎，滤渣取汤汁 450mL，每次 150mL，1 日 3 次，餐后 30 分钟温服。

二诊：颜面炎性丘疹明显减轻，舌质红，苔黄腻，脉弦数。继服 14 剂，症状消失。

按语：《医宗金鉴·外科心法要诀·肺风粉刺》曰："此证由肺经血热而成，每发于面鼻，起碎疙瘩，形如黍屑，色赤肿痛，破出白粉汁，日久皆成白屑，形如黍米白屑，宜内服枇杷清肺饮，外敷颠倒散。"本病以皮肤散在性粉刺、丘疹、脓疱、结节及囊肿，伴皮脂溢出为临床特征。好发于颜面、胸、背部。多见于青春期男女。相当于西医的痤疮。本病例患者平素阳热偏盛，加之青春期生机旺盛，营血日渐偏热，血热外壅，气血瘀滞，蕴阻肌肤，而发本病；或因过食辛辣肥甘之品，肺胃积热，循经上熏，血随热行，上壅于胸面。

组方中西羌活、青防风、荆芥穗疏风清热为君药，白僵蚕、净蝉蜕、连翘壳、白花蛇舌草凉血散热解毒为臣药，白鲜皮、地肤子、徐长卿健脾化湿、解毒止痒为佐药，潞党参、云茯苓、土茯苓、马齿苋健脾利湿涩肠、大川芎、川厚朴、陈皮、炒枳壳行气理气化湿、炙甘草解毒调和诸药为使药。在传统的清热解毒理论的基础上，提出了疏风透邪、凉血利湿等新观点。治法以清热凉血、疏风除湿解毒为大法，伴见他证者兼以加减。

验案 2　肝郁脾虚案

朱某，女，29 岁。就诊日期：2015 年 1 月 12 日。节气：小寒。

主诉：颜面起炎性丘疹 1 年。

现病史：患者自诉 1 年前无明显诱因，颜面起针尖至粟米大小炎性丘疹，自行口服中药（具体药物及剂量不详）治疗，皮损有所消退。其后患者因饮食调摄不佳，患者皮损加重，遂至我院就诊。刻下患者神清，精神欠佳，颜面起针尖至粟米大小炎性丘疹，基底潮红，伴轻微瘙痒，双目干涩，月经有血块，手足冰凉，恶寒，腰骶疼痛，纳可，寐欠佳，大便干，小便调。舌质红，苔白，脉细小滑。

辨证：肝郁脾虚。

治法：疏肝健脾。

处方：全当归 9g，炒白芍 15g，软柴胡 9g，茯神 15g，生白术 9g，炙甘草 9g，生姜 6g，苏薄荷 9g（后下），川续断 9g，远志 12g，合欢皮 12g，首乌藤 30g，酸枣仁 15g，藕节炭 9g，炒山药 12g，潞党参 12g，车前子 6g（包煎），琥珀粉 12g（冲服），制龟甲 9g，茯苓 15g。7 剂，每日 1 剂，分两次水煎，滤渣取汤汁 450mL，每次 150mL，1 日 3 次，餐后 30 分钟温服。

二诊：颜面炎性丘疹明显减轻，舌质红，苔黄腻，脉弦数。继服 7 剂，症状消失。

按语：本例患者病情日久不愈，气血瘀滞，经脉失畅；加之肺胃积热，久蕴不解，化湿生痰，痰瘀互结，致使皮损日渐扩大，或局部出现结节，累累相连。李玉贤在传统的清热解毒的理论基础上，提出了疏肝理气、健脾和中、祛湿扶正之法。治法以疏肝理气、活血利湿为大法，伴见他证者兼以加减。李玉贤辨证为肝郁脾虚证，拟方以疏肝理气、活血利湿为法。

组方中，全当归甘辛苦温，养血和血。炒白芍酸苦微寒，养血敛阴、柔肝缓急。茯苓、生白术健脾祛湿，使运化有权、气血有源。炙甘草补中益气、缓肝之急。苏薄荷疏散郁遏之气、透达肝经郁热。生姜温胃和中。茯神、远志、合欢皮、首乌藤、酸枣仁养血宁心安神。琥珀粉利湿安神。川续断、炒山药、潞党参健脾补肾。车前子、龟甲清热利湿。

第四节　瘾疹

　　风邪外袭、腠理空虚为瘾疹的主要病因。腠理空虚，风邪往来于腠理之间，则风团此起彼伏，而瘙痒不已。风为阳邪，其邪伤及肤表，郁而不散，最易化热生燥伤血，如酒客或素体湿盛之人，热与湿气相合，蕴蓄不散，就会形成风邪外发、湿热内蕴的证候。而湿盛之人多有脾气虚弱，运化失常，而水湿停留，多属本虚标实，治疗中仍然不失健脾运脾之意。

　　李玉贤自拟连翘消风汤由《局方》消风散去藿香加入大剂连翘、白鲜皮化裁而成。方中羌活、防风、荆芥穗、川芎等辛药轻浮去头目项背之风；僵蚕、蝉蜕轻扬宣散去皮肤之风；厚朴化浊散满；党参、茯苓、甘草、陈皮扶正调中，健脾益气，使得风邪无留着之地。李玉贤考虑去藿香芳燥，以防燥伤血分，为杜绝助湿之嫌，不用茶调，不以酒行，而代以大剂连翘宣散郁热，如湿热过重之人，可加入土茯苓，其效尤佳。

验案 1　风热犯表案

徐某，女，28岁，汉族。就诊日期：2013年7月。

主诉：皮肤出现红色风团反复发作1个月，加重伴气短1周。

现病史：患者自诉近1个月来周身皮肤反复出现瘙痒性风团，发无定处，伴有轻微灼热感，骤起骤退，消退后无任何痕迹，1周来症状加重并伴有气短不适。实验室检查示血常规无明显异常。刻下气短，上臂有鲜红色风团，呈块状隆起于皮肤表面，并有搔抓的痕迹，患者精神尚可，烦躁，饮食如常，大小便正常。苔白水滑，脉小滑。

辨证：风热犯表。

治法：疏风清热。

处方：连翘壳15g，西羌活9g，青防风9g，荆芥穗9g，大川芎9g，川厚朴9g，潞党参12g，云茯苓12g，陈皮9g，炙甘草9g，炒僵蚕9g，净蝉蜕9g，白鲜皮15g，土茯苓15g，东紫草12g，徐长卿15g。7剂，每日1剂，分两次水煎，滤渣取汤汁450mL，每次150mL，1日3次，餐后30分钟温服。

二诊：症状减轻，加入马齿苋巩固疗效，继服7剂，症状全部消失。

按语：本病总因禀赋不足，卫外不固，风热之邪客于肌表，致风邪搏结于肌肤而发病。大剂连翘，苦能清泄，寒能清热，入心肺二经，可散上焦风热，其用有三，泻心经客热，一也；去上焦诸热，二也；为创家圣药，三也；这里主要使用其一、二功用，达到治疗目的。

组方中连翘散上焦风热，羌活、防风、荆芥穗、川芎等辛药轻浮去头目项背之风；僵蚕、蝉蜕轻扬宣散去皮肤之风；厚朴化浊散满；党参、茯苓、甘草、陈皮扶正调中，使得风邪无留着之地；土茯苓清热解毒、消肿散结；紫草清热凉血；徐长卿疏风止痒。

验案2 寒湿蕴邪案

朱某，女，67岁。就诊日期：2014年11月20日。节气：小寒。

主诉：身起风团伴瘙痒3个月，加重1个月。

现病史：患者自诉3个月前因过度劳累，身上经常出现大小不等的淡红色风团，并伴有明显瘙痒，此起彼伏，尤其出汗，受凉后更为严重，在家里休息时则不发作，口服马来酸氯苯那敏片有效，近1个月发作频繁，感觉长期口服马来酸氯苯那敏片不妥，遂来我处求中医治疗。刻下患者形胖，怕冷，时感乏力，易汗，全身散在淡红色风团，大小不一，形态各异，瘙痒难忍，寐差，二便尚调。舌质淡红，苔白略腻，脉浮弦缓。

辨证：寒湿蕴邪。

治法：祛风化湿，调和营卫。

处方：清半夏 12g，陈皮 9g，云茯苓 12g，炙甘草 9g，徐长卿 15g，清竹茹 12g，炒枳实 9g，川黄连 9g，川厚朴 9g，嫩桂枝 9g，炒白芍 9g，生姜 6g，大枣 5 枚，嫩射干 12g，紫苏叶 9g，白僵蚕 12g，苏薄荷 9g。7 剂，每日 1 剂，分两次水煎，滤渣取汤汁 450mL，每次 150mL，1 日 3 次，餐后 30 分钟温服。

二诊：皮肤风团明显减轻。舌质淡红，苔白腻，脉浮弦缓。继服 7 剂，症状消失。

按语：本例中，患者易汗，全身散在淡红色风团，大小不一，形态各异，瘙痒难忍。李玉贤辨证属寒湿蕴邪证。拟方以祛风化湿、调和营卫为法。组方中清半夏、陈皮、云茯苓健脾化湿，川黄连燥湿，清竹茹清热化痰，炒枳实、川厚朴理气燥湿，嫩桂枝、炒白芍、生姜、大枣调和营卫，徐长卿祛风除湿，嫩射干、紫苏叶、苏薄荷宣肺散寒，白僵蚕解毒散邪，炙甘草调和诸药。

李玉贤在传统的祛风散寒发病理论的基础上，提出了瘾疹的发病与个体的易感性有关，脾主肌肉，运化水湿，脾虚失运，水湿运化失常，湿邪停滞，导致荨麻疹缠绵难愈，反复发作，治疗时湿是关键，湿性黏滞，湿为阴邪易阻滞气机，加之外邪侵袭首先侵犯皮毛，久病则致肺气虚，皮肤腠理疏松，卫外不固。总之，治疗本病要处理好祛湿、祛风的关系。

验案3 脾虚风犯案

贺某，女，35岁。就诊日期：2014年11月20日。节气：小寒。

主诉：身起风团两个月余。

现病史：患者自诉产后因受风，周身出现风团，骤起骤消，自行外用药物（具体药物及剂量不详），症状无明显改善，今日感瘙痒逐渐加重，来我院就诊。刻下患者面色不华，平素易汗，劳则气短，全身散在风团，大小不等，形状各异，骤起骤消，淡红色，伴剧烈瘙痒，夜间尤甚，同时伴失眠心烦，不敢进食辛辣海鲜，否则风团必然加重，二便尚调。舌质淡，苔白，脉沉细。

辨证：脾虚风犯。

治法：健脾祛风。

处方：潞党参10g，陈皮9g，云茯苓15g，炙甘草9g，清半夏12g，青防风12g，生黄芪15g，白鲜皮15g，徐长卿15g，左秦艽15g，生姜9g，大枣5枚。7剂，每日1剂，分两次水煎，滤渣取汤汁450mL，每次150mL，1日3次，餐后30分钟温服。

二诊：皮肤红色或苍白风团明显减轻，舌质淡，苔薄白，脉沉细。继服7剂，症状消失。

按语：本例李玉贤辨证为脾虚风犯证，组方以健脾祛风为法，方中潞党参、生黄芪健脾益气，陈皮、云茯苓、清半夏健脾化湿，青防风、徐长卿、左秦艽祛风胜湿，白鲜皮健脾止痒，生姜、大枣调和营卫，炙甘草调和诸药。

此例由于素体脾虚，湿留皮肤，复感风邪。湿与风结合，风善行而数变，所以发病突然。感受风寒还是风热，从疹块的色泽及伴随的症状不难鉴别。治疗时湿是关键，湿性黏滞，湿为阴邪易阻滞气机，病多缠绵难愈，所以治疗时重用健脾益气之品，培补后天，脾主肌肉，运化水湿，脾虚失运，水湿运化失常，湿邪停滞，导致荨麻疹缠绵难愈，反复发作。全方用药内外兼顾，用补健脾益气，为更深层次除湿止痒之法，又入络搜剔伏邪，故效果显著。

第五节　紫癜

紫癜多由于火热毒邪导致皮肤出现青紫斑点，或伴有衄血等情况，易反复发作。李玉贤认为本病较常见病因为感受时邪，因此可以注意到发病有一定规律，多由风热邪气侵袭，郁于肌表，遂成热毒，灼伤脉络，血溢出于肌肤表面发为紫斑。因此证起病较急，初期即就诊患者多见，此时多以实证为主，其病机多为郁热内盛或热毒侵袭，进而迫血妄行。紫癜发斑色红赤者病情较轻，紫褐色者往往较重，而且小儿多见。《医宗金鉴·外科心法要诀》云"此证多因婴儿感受疠疫之气，郁于皮肤，凝结而成……发于遍身，唯腿胫居多"，紫癜出血发病多在于气、火、瘀。"入血就恐耗血动血，直须凉血散血"，根据虚实情况，多以滋阴泻火、清热凉血为治法，对于血瘀阻络者则须化瘀通络。李玉贤认为本病在治疗中，需要标本兼顾，在治本同时需要辅助加以止血之品，同时要避免辛香走窜之药的使用。况且因本病常见于小儿，本质较弱，寒凉药物应用需适可而止，同时寒凉之药也因其凝滞，过量则易留瘀，紫癜恢复后尚需调摄，注意祛瘀生血。

验案　血热妄行案

王某，女，7岁，汉族。就诊日期：2013年11月。

主诉：双下肢发斑2天。

现病史：其母代诉，患儿1周前因感冒发热，静脉注射治疗3天后退热痊愈。2天前患儿诉下肢发痒，发现双下肢膝关节以下多发暗红色小点，并伴有食欲减退、大便秘结。实验室检查：血常规正常，尿隐血（+），尿蛋白（-）。刻下患儿精神尚可，下肢膝关节以下多有紫色斑点，按之不退色，食欲减退，小便色黄，大便干结。舌质红，苔黄，脉滑数。

辨证：血热妄行。

治法：凉血化瘀，清热泻火。

处方：水牛角9g，生地黄12g，炒白芍6g，牡丹皮6g，霜桑叶 12g，杭菊花 6g，连翘壳 12g，金银花 12g，生甘草 6g，白茅根 9g，小蓟炭 9g。3 剂，每日 1 剂，分两次水煎，滤渣取汤汁 450mL，每次 150mL，1 日 3 次，餐后 30 分钟温服。

二诊：下肢皮肤紫斑已退，皮肤瘙痒减轻，大便已正常。尿隐血（－），尿蛋白（－）。前方去小蓟炭，加入党参 9g，续服 3 剂。

三诊：患者下肢皮肤正常，复查尿常规正常，嘱患者避风寒，避免剧烈活动，清淡饮食 2 周，随访两个月未再反复。

按语：李玉贤认为小儿体质素虚，感受风热邪气，郁于肌肤，导致热伤血络，迫血妄行，血溢出于皮肤出现紫斑。热盛而导致胃肠津液受损，出现小便短赤、大便干结、舌质红苔黄、脉滑，均为邪热内盛之象。因其发病急、来势迅猛，故而径用清热凉血之法，待病情和缓后再入补气止涩之品。

方中水牛角、生地黄清营凉血为君，使血热得清，其血自宁。水牛角虽为咸寒之品，清心肝以解热毒，且寒而不遏，直入血分而凉血。生地黄清热凉血，又可养阴生津，助水牛角解血分之热而止血，同时可复已失之阴血。白芍酸性收敛，收复阴气而泄邪气，养血敛阴，助生地黄和营泄热。牡丹皮活血散瘀，与芍药合用可收化斑之效。李玉贤临证善用霜桑叶，霜降以后采摘的霜桑叶属于辛凉解表药，有疏风清热的功效，并有较强的疏散肺、肝二经邪气的作用。配伍菊花，因其质轻气凉，轻清走上加强桑叶疏风清热的作用。热盛便赤，加用金银花、连翘。考虑治疗中需要标本兼顾，故伍以白茅根、小蓟炭偏于止血凉血、破血通淋。二诊患儿诸症减轻，故去小蓟炭，加入党参以补元气。

第六节　血浊

血脂异常中医学称之为血浊，西医学认为它是以脂质代谢障碍为主要临床表现的病证，同时也属于代谢性疾病。临床队列研究表明，血清总胆固醇或低密度脂蛋白升高是冠心病和缺血性脑卒中的独立危险因素，正因为如此，针对血脂异常的治疗是其关键。这一类疾病在中医学被认为是由于过食肥甘、膏粱厚味之品，并有七情所伤，兼有脾肾气虚、肝胆失调等情况。中医学虽然没有"血脂"的明确概念，它却与"脂膏"概念类似，也常与膏脂并称，或者以膏概脂。《灵枢·五癃津液别》曰："五谷之津液，和合而为膏者……补益脑髓，而下流于阴股。"说明了膏的来源，指出膏是由水谷化生，并随着津液的流行而敷布全身，有注骨空、补脑髓、润肌肤的一般功能。现代医家通过对血脂异常的研究普遍认为这是在本虚标实、血瘀痰浊的范畴之内，临床辨证多归于脾虚痰浊，组方也常使用具有健脾益气、消食化痰、活血化瘀、清热通便功能的药味组合，而且具有明显的双向调节作用。李玉贤通过多年临证经验积累，自拟化脂丸方（大黄、茯苓、决明子、生山楂、枳实、绞股蓝）调节血脂，临床获效明显。

组方以健脾补中为本，泄浊通便为标，因为本虚标实，而治则治法立足于以"泻实"为基础，而兼以健脾清肝补虚，所拟方剂中大黄为君，荡涤肠胃，从根本上祛除寒热邪气，并破五脏积聚，从而达到推陈致新的作用。大黄的现代研究表明大黄能够使肠蠕动明显增加，这样从动力源上促进了甘油三酯、脂肪、胆固醇的排泄，可以减少脂肪、胆固醇的吸收，产生减肥调脂的作用，也正是"六腑以通为用"的具体体现。清代杨栗山谓大黄，苦能泻火，苦能补虚，人但知建良将之大勋，而不知有良相之硕德也。因此大黄能够以其"以通为补"的临床作用而发挥效果。枳实苦而性微寒，能够入脾、胃、大肠经，因为其苦泄力大，而且行气作用较强，所以作为破气药，枳实的性沉降而下行，其可理气除痞，能够消除胸腹痞满不适，又兼有化痰开痹消积导滞的作用。生山楂能够化饮食，消除内积，兼有消滞血胀痛的作用。决明子味甘、苦，性微寒，入肝、肾、大肠经，能够清肝明目、消除膏脂，还具有润肠通便之功用。茯苓具有渗湿利水、健脾和胃、养心安神的作用。绞股蓝味甘苦，性寒无毒，归肺、脾、心、肾经，长于补气养阴、养心安神、清肺化痰，李玉贤认为绞股蓝具有人参的功效，而无人参的不良反应。近年药物学研究也发现，绞股蓝中的4种皂苷含量均超过了人参，补气作用明显，并有降糖的显著功效，而且近年来研究发现其对于糖代谢、保护心脏、防止动脉硬化和增强机体免疫功能等方面有明显的作用。

《类证治裁·内景综要》曰："六腑传化不藏，实而不能满，故以通为补焉。"因此对六腑来说，"通"和"降"是一种正常的生理状态，如果这种状态出现太过或者不及，就是另外一种病态现象了。正常情况下六腑是"泻而不藏"的，如果功能异常，则会导致水谷与糟粕的停滞或者是积聚，这种停滞或者积聚的现象属于六腑实证。李玉贤以《黄帝内经》中关于六腑"传化物而不藏"为基础，通过应用泄浊通便之方药而获效，并总结凝练出"六腑以通为用化通为补"的学术思想，六腑病宜开通，不要单用脏药，而脏病多用补益之剂，不可以单用腑药。只有采取疏通六腑气机，才能达到升清降浊功效。

验案　脾虚痰湿案

李某，男，39岁，汉族。就诊日期：2014年4月。节气：谷雨。

主诉：头昏倦怠无力反复1年，加重1周。

现病史：患者自诉近1年来常感头昏，身体沉重，时有倦怠乏力，近1周来无明显诱因症状加重，偶感胸闷不适，无头痛，无视物旋转，无黑蒙，无恶心呕吐。总胆固醇5.94mmol/L，甘油三酯2.14mmol/L，高密度脂蛋白0.92mmol/L，体质量指数25.1。刻下患者形体肥胖，精神尚可，饮食如常，大小便正常。患者既往血脂异常病史3年余，嗜食肥腻之品。舌淡，苔白滑，脉小滑。

辨证：脾虚痰湿。

治法：祛痰除湿，健脾益气。

处方：生大黄9g（后下），云茯苓12g，半夏12g，陈皮9g，炒枳实12g，生山楂12g，绞股蓝12g，决明子12g，炙甘草9g，全瓜蒌9g。7剂，每日1剂，分两次水煎，滤渣取汤汁450mL，每次150mL，1日3次，餐后30分钟温服。

二诊：患者大便较前顺畅，自觉头昏症状明显减轻，胸闷消失，前方去全瓜蒌继服7剂，此后改为李玉贤经验方（院内制剂"化脂丸"）继续口服12周，复查血脂恢复正常，体质量指数23.9。

按语：李玉贤以健脾补中之法治本，祛湿泄浊治其标，在"泻实"的基础上兼以健脾清肝补虚，达到标本兼治的目的。以大黄为君，逐五脏积聚，荡涤肠胃，推陈致新，"六腑以通为用"；茯苓为臣能健脾渗湿；佐以半夏辛温而燥，最善燥湿化痰；陈皮理气、燥湿化痰，使气顺痰消；枳实理气除痞，兼能化痰以开闭，消积以导滞；生山楂化饮食、消内积；绞股蓝益气健脾、清肺化痰；决明子清肝润肠、缓泻而加强泄浊之效，全瓜蒌化痰宽胸；甘草为使，益脾和中、调和诸药。

由于饮食者，多伤人六腑，临床中"湿、肿、满"皆可从脾来论治。而内湿之生，多由脾运不健，水谷之湿不化，或由恣食生冷肥甘，痰湿内蕴所致。饮食水谷通过胃的游溢、脾的散精而成津液。其水液运行输布，又依赖于脾的转输上行、肺的宣降通调水道和肾的蒸化开合、分清泌浊作用，而其首要尤在脾胃。脾位居中焦，不但是人体气机升降运动的枢纽，而且是水液代谢的重要场所。痰饮乃水湿积聚而成，造成水湿积聚之由，又因于脾胃之虚。如脾胃虚弱，上不能输化散精以养肺，脾肺气亦虚，易受外邪所犯，肺之敷布津液，通调水道功能失职，水液内停聚而为痰饮。因此治宜祛痰除湿、健脾益气。大黄与枳实、决明子相配合可泻除肠中积滞的垢腻糟粕；并与生山楂相合可化除积瘀消除腹胀。配绞股蓝补气养阴，气为血帅，气旺则血行不滞，同时配茯苓，加强淡渗利湿的作用，增强机体新陈代谢，并配伍半夏、陈皮等化湿健脾之品而奏奇效。

第七节 汗病

汗病主症为全身或局部时时出汗，动辄加重，可出现盗汗、自汗等，由外感引起或内伤导致。《灵枢·决气》："腠理发泄，汗出溱溱，是谓津。"汗液实际是精华物质，由水谷精微所化生。汗液泄出本来是人体正常的生理现象，并由阳气蒸发阴津所产生，正如《素问·阴阳别论》所云"阳加于阴谓之汗"。但是，如果汗出淋漓，自汗不止，甚至夜间盗汗，则为病理现象，也即汗病。李玉贤认为汗病临床常见病机为气血阴液虚损，出现营卫失和、阴阳失调、津液外泄而成本病。因为出汗过多易伤及气血、津液和阳气，并且常常互为因果。汗为心之液，汗出过多会导致心血不足或心脾两虚。久汗、大汗又会耗伤阳气，导致阳气虚微。汗出过多导致阴液耗伤，致阴虚火旺，又可以引起津液外泄而加重汗出。临床尤其以阴虚火旺型的汗病较为多见，李玉贤善用滋阴降火法治疗此类病证。

验案 1　阴虚火旺案

王某，女，52 岁，汉族。就诊日期：2013 年 9 月。

主诉：盗汗间断发作 6 个月余。

现病史：患者自诉，既往年轻时曾患肺结核经治疗后痊愈，但是近半年来又出现五心烦热，腰膝酸困，夜间盗汗，午后体温无明显变化，无明显咳嗽咳痰，复查肺结核病灶无明显活动。胸片检查肺结核病灶已钙化。刻下神志清，精神差，气短，两颧略红，口干，五心烦热，夜间盗汗，时有自汗，出汗以上半身为著，腰膝酸困，大小便正常。舌质偏红，苔薄白，脉细小数。

辨证：阴虚火旺。

治法：滋阴降火。

处方：全当归 12g，生地黄 15g，熟地黄 15g，生黄芪 12g，淡黄芩 12g，川黄连 9g，生黄柏 9g，女贞子 30g，蜜百合 12g，上肉桂 1.5g。4 剂，每日 1 剂，分两次水煎，滤渣取汤汁 450mL，每次 150mL，1 日 3 次，餐后 30 分钟温服。

二诊：出汗明显减轻。前方继服 7 剂。

三诊：患者诸症已愈，嘱患者避风寒、调饮食，门诊随访 6 个月未复发。

按语：患者老年女性，既往肺痨病史，导致阴血亏虚，年长而发病，阴虚而生内热，《素问·评热病论》云"阴虚者，阳必凑之，故少气时热而汗出也"。阴虚而虚火内扰，津液不能收敛亦可发为盗汗频作，并有两颧发红，五心烦热。心位居于上属火，肾位居于下属水，水火相济则心肾相交，诸疾无生。如果肾阴亏虚，水不能上济于心，阴不制阳，心火亢盛，则阴虚火旺之症生。阴虚越盛，则水亏越重，故口干明显，舌红、脉细小数为阴虚火旺之象，治宜滋阴降火、固表止汗。

方中当归与生地黄、熟地黄共为君药，入肝肾而滋阴养血，阴血充盛则可制火，是为壮水制火。盗汗为心火独亢、热迫津液所致，故以黄芩、黄连、黄柏清泻三焦之火，清热除烦以坚阴，以达到火不内扰、汗不外泄的目的，三黄共为臣药。而加用黄芪以益气固表，合当归、熟地黄又可益气养血，为方中佐药。方中重用女贞子，滋补肝肾、益阴养血。用百合以养阴清热，合用小剂肉桂与黄连相伍，取天地交而万物通之意，可交通心肾、清火安神。李玉贤临证又指出，阴虚火旺的盗汗证又可分为阴虚阳亢和阴虚夹实的情况。有阳亢情况的多伴有口干，腰膝酸困，应重用生地黄和熟地黄，并可加百合等加强养阴。有夹实火的情况则伴有大便干结、舌苔黄等。需要根据实火侧重而调整黄芩、黄连、黄柏的用量。

验案 2　阴虚火旺案

权某，男，31 岁，2015 年 7 月 9 日初诊。节气：小暑。

主诉：自汗盗汗 1 年，加重伴尿路不适 1 个月。

现病史：患者自诉 1 年前无明显诱因出现自汗、盗汗，后逐渐加重，近 1 个月上述症状加重，并伴小便不适，尿路灼热刺痛，来我院就诊。刻下神情倦怠，口疮易发，易汗，纳差，入睡困难，尿道灼热，尿频，大便干。舌质暗红，舌苔白，脉沉小滑。

辨证：阴虚火旺。

治法：滋阴清火。

处方：生地黄 15g，熟地黄 15g，川黄连 9g，炒黄柏 12g，淡黄芩 9g，全当归 9g，生黄芪 30g，生甘草 9g，春砂仁 9g（后下），广木香 9g，淡竹叶 9g，制升麻 9g，青防风 12g，香白芷 9g，清半夏 9g，全石斛 15g，炒枳壳 15g，炒酸枣仁 15g。7 剂，每日 1 剂，分两次水煎，滤渣取汤汁 450mL，每次 150mL，1 日 3 次，餐后 30 分钟温服。

二诊：诸症明显减轻。前方继服 7 剂后诸症悉愈。

按语：本患者阴虚火旺迁延日久，津液随流汗而外泄，阴血暗耗，燥热内生，上发于心则见口疮，下移小肠而见尿频、尿路灼痛。肝血不足，魂不内敛，则阴不敛阳，而阳越于外而不寐。津不足则肠道失调，发为便干。李玉贤论证选方当归六黄汤化裁，滋阴清热、益气养血以滋阴养汗。

组方中砂仁配木香醒脾以运化，砂仁配黄柏泻肾中虚热。竹叶清心泻淋热。升麻、防风散脾解伏火。白芷、清半夏配石斛滋阴和胃。炒酸枣仁养肝阴、安魂魄。炒枳壳理气开郁，防诸药补益、补气太过而导致气机壅滞，诸药相配滋阴清热，兼养肝、脾、肾，使病邪得除，正气得复。本例病机较为单纯，则有的放矢，清热滋阴即可。

第八节　痹病

痹病常由正气不足，风、寒、湿、热等外邪侵袭人体，痹阻经络，气血闭阻不畅，引起关节、肢体等处出现酸、痛、麻、重及屈伸不利等症状。风寒湿痹见关节酸痛或部分肌肉酸重麻木，迁延日久可致肢体拘急，甚则关节肿大。肢体经络之痹病，临床较为常见，发病率较高。正气不足是痹病的内在因素和病变的基础。体虚腠理空疏，营卫不固，为感邪创造了条件，故《诸病源候论·风病·风湿痹候》曰"由血气虚，则受风湿"，《济生方·痹》曰"皆因体虚，腠理空疏，受风寒湿气而成痹也"。正气不足，无力祛邪外出，病邪稽留而病势缠绵。

风、寒、湿、热之邪往往相互作用而成病。风为阳邪开发腠理，又具穿透之力，寒借此力内犯，风又借寒凝之积，使邪气附着病位，而成伤人致病之基。湿邪借风邪的疏泄之力、寒邪的收引之能，而入侵筋骨肌肉。风寒又借湿邪之性，黏着、胶固于肢体而不去。风、热均为阳邪，风胜则化热，热胜则生风，开泄腠理而使湿入，又因湿而胶固不解。病邪留注肌肉、筋骨、关节，造成经络壅塞，气血运行不畅，肢体筋脉拘急、失养为本病的基本病机。

但风寒湿热病邪为患，各有侧重：风邪甚者，病邪流窜，病变游走不定；寒邪甚者，肃杀阳气，疼痛剧烈；湿邪甚者，黏着凝固，病变沉着不移；热邪甚者，煎灼阴液，热痛而红肿。

验案 1　风痰阻络案

邵某，女，63 岁。就诊日期：2015 年 4 月 9 日。节气：立春。

主诉：全身酸痛，恶风寒伴上下肢浮肿反复发作 1 个月。

现病史：患者自诉 1 个月前无明显诱因出现乏力、关节疼痛，未予重视，病情时轻时重，并逐渐出现怕冷、怕风、上下肢浮肿。刻下面色少华，倦怠乏力，易汗，恶风寒，胸闷气憋，胸前发胀，大便不成形，一日二行，小便如常。双下肢踝关节凹陷性水肿。舌质红，舌苔白，脉细弦滑。

辨证：风痰阻络。

治法：健脾益肾，祛瘀通络。

处方：川独活 15g，桑寄生 15g，左秦艽 15g，青防风 15g，大川芎 12g，全当归 15g，京赤芍 15g，炒白芍 15g，煅龙骨 30g，煅牡蛎 30g，单桃仁 9g，全瓜蒌 15g，薤白头 9g，清半夏 12g，制苍术 9g，炒黄柏 15g，炙甘草 9g，川牛膝 15g，炒薏苡仁 30g，冬瓜皮 30g。7 剂，每日 1 剂，分两次水煎，滤渣取汤汁 450mL，每次 150mL，1 日 3 次，餐后30分钟温服。

二诊：诸症向愈，加炒白术15g，继服7剂。以此方为基础间断调理月余，诸症痊愈。

按语：患者病初乃风湿闭阻经络，加之年老肝肾不足，筋脉失养，未及时治疗，则正虚邪气乘势内侵。风湿相持，闭阻肌腠，卫外不固，故怕冷、怕风、易汗。湿为阴邪，易阻胸阳，故发胸闷、气憋。胸阳不振，气滞血瘀，则胸胀。心血瘀阻，心神被扰则寐差。湿邪困脾，则大便不成形。故李玉贤用独活寄生汤为主方，合瓜蒌薤白半夏汤加减，方中独活、桑寄生、秦艽、防风祛风除邪。当归、川芎、赤芍、白芍、地龙养血活血通脉，白芍又可养肝血。桑寄生、川牛膝健肾。四妙散燥湿清热。冬瓜皮利水渗湿，黄芪利水祛湿兼补正气，瓜蒌、薤白、清半夏化痰开胸、煅龙骨、煅牡蛎安神，诸药合用使风湿得除，心脉通利，达到祛邪扶正之效。本例痹病由于年逾花甲，久病迁延，气血两伤，治疗当缓缓图之，不可急功近利而伤及正气。

此例以独活寄生汤化裁，以治疗肝肾不足、督脉虚损的痹病。李玉贤认为肾藏精，主骨生髓，肾精亏虚源于先天虚损或后天失养，肝肾同源，衰则同衰，督脉行于脊里，上行入脑，并从脊里分出属肾，故肝肾亏虚致其督脉必虚，督脉虚则外邪侵袭督脉，正气为邪所阻，不能宣行，久则不能温煦筋骨，使筋挛骨弱而留邪不去，因而留滞气血，瘀血痹阻成痹。大凡腰膝酸软，关节酸痛绵绵，酸软不止，喜按喜揉，遇劳更甚，常反复发作，故方用独活寄生汤加减治疗以补益肝肾、壮督通络。

李玉贤擅长使用四妙散加减治疗湿热痰浊痹阻的痹病。李玉贤认为该病多因先天禀赋不足或过食膏粱厚味，脾胃健运失常，肾失其职，不能蒸化水液、分清泌浊，痰饮湿浊蕴结，流注肢体经脉、关节、脏腑等而发病。湿浊饮邪久而成痰，瘀滞经络关节，不通不荣而发病。常见肌肤或关节红肿热痛，有沉重感，伴有发热，口渴不欲饮，烦闷不安，小便赤黄，关节屈伸不利，步履艰难，或有红斑结节，舌质红，苔黄腻，脉濡数或滑数者，常用四妙散加减以清利湿热、化浊通络止痛。方中黄柏苦寒清热，苍术辛苦性温能燥湿，薏苡仁、川牛膝清热利湿。关节红肿热明显者加忍冬藤、败酱草、苦参。疼痛明显者加延胡索。四肢关节痹痛明显者加威灵仙、海风藤。

验案 2　痰瘀阻络案

龚某，女，44 岁。就诊日期：2015 年 9 月 21 日。

主诉：双手关节对称性肿胀、僵硬、疼痛 6 个月。

现病史：患者自诉双手关节对称性肿胀、僵硬、疼痛，晨起较为明显，如此反复 6 个月余，后在当地医院就诊，间断服用来氟米特、白芍总苷等，疗效一般。刻下手关节对称性肿胀、僵硬、疼痛、活动不利，晨起明显，伴乏力，绝经已两年，纳可，寐安，二便尚调。查抗核抗体（±），抗角蛋白抗体（+），抗环瓜氨酸肽抗体700U/mL。舌质淡，舌有齿痕，苔薄白，脉弦滑。

辨证：痰瘀阻络。

治法：益气健脾，化痰通络。

处方：全当归15g，大川芎9g，京赤芍9g，炒白芍9g，生黄芪30g，青防风15g，西羌活9g，川独活9g，片姜黄9g，左秦艽9g，海桐皮15g，淡干姜9g，威灵仙15g，豨莶草30g，清半夏12g，云茯苓30g，陈皮9g，益母草15g，薏苡仁30g，生甘草9g。7剂，每日1剂，分两次水煎，滤渣取汤汁450mL，每次150mL，1日3次，餐后30分钟温服。

二诊：手关节肿胀、疼痛、僵硬明显缓解，活动功能改善。上方去益母草，继服7剂。

三诊：手关节肿痛消退，晨起稍感僵痛，活动功能可，无乏力不适。此后连续调理月余，目前随访患者病情稳定，建议定期复诊并监测各项理化指标。

按语：脾为后天之本，气血生化之源。脾虚运化无力，气血不足，风寒湿邪侵袭，痰湿痹阻经络关节，不通不荣而发生四肢关节僵硬、肿胀、疼痛、活动不利。李玉贤认为脾为生痰之源，顽病多由痰生，故以黄芪、陈皮、茯苓、薏苡仁、半夏以益气健脾绝生痰之源。风能胜湿，四末湿邪唯风药可达，故以威灵仙、防风、海桐皮、羌独活、豨莶草、秦艽等祛风胜湿、疏通经脉、通达四末。当归、赤芍、益母草、姜黄活血养血、通络消肿。白芍、郁金、川芎理气通络止痛，能行血中之气、活气中之血、治一身尽痛。甘草、生姜调和诸药，解半夏之毒。

脾位于中焦，为气血生化之源、后天之本。在躏痹汤加减治疗脾虚痰瘀痹阻证中，需注意脾虚运化无力，气血生化之源不足，则人正气亦虚，善病痹，正如《医宗金鉴·痹病总括》提及"痹虚，谓气虚之人病诸痹也"。反之脾气充足，气血生化之源充足，则人正气亦盛，邪不易侵，如《难经》曰"四季脾旺不受邪"。选躏痹汤加减以益气健脾养血、化痰通络。方中以黄芪、党参、白术、茯苓、陈皮、半夏、薏苡仁等益气健脾，扶正不碍邪，以绝湿聚痰成之源。用威灵仙、海风藤、防风、牛膝、羌独活、豨莶草、秦艽等祛风胜湿，以达到风能胜湿之效。用鸡血藤、当归、丹参、赤芍等活血养血、通络躏痹，祛邪而不伤正。关节肿胀、发热可加络石藤、忍冬藤、车前子、苦参等。偏寒可加细辛等。关节游走疼痛明显可加青风藤、延胡索等。

验案3 肝肾不足案

王某，女，65岁。就诊日期：2015年11月12日。

主诉：患者腰背酸痛反复2年余。

现病史：患者以腰背酸痛反复2年余就诊，间断服用止痛药物效差，来我院就诊。刻下患者自诉腰背部酸痛不适，伴双膝关节酸痛不适，腰膝冰凉不适，恶风，纳可，夜寐可，二便调。腰部压痛阳性。腰椎 CT 提示腰椎间盘突出。既往右膝关节置换术后，左膝关节无畸形。舌质红，苔薄黄，脉沉细小数。

辨证：肝肾不足。

治法：补益肝肾，壮督通络。

处方：川独活 15g，桑寄生 18g，盐杜仲 18g，嫩桂枝 9g，怀牛膝 15g，北细辛 3g，左秦艽 15g，潞党参 15g，炙甘草 9g，云茯苓 15g，全当归 12g，大川芎 9g，青防风 12g，大生地 30g，炒白芍 15g，盐杜仲 15g，单桃仁 9g，生黄芪 30g。5 剂，每日 1 剂，分两次水煎，滤渣取汤汁 450mL，每次 150mL，1 日 3 次，餐后 30 分钟温服。

二诊：患者诉腰、背、膝僵硬疼痛缓解，活动功能改善，原方继服 7 剂。

三诊：腰背部、膝部僵硬疼痛明显减轻，原方继服 7 剂。此后间断调治 4 周，诸症悉愈，嘱调摄饮食，注意功能锻炼，随访 6 个月未复发。

按语：腰椎间盘突出症病机为肝肾不足，督脉虚损，外邪侵袭，瘀血痹阻，而肾主脊背腰脚，故见颈、背、腰僵硬疼痛明显，腰膝有凉感不适、恶风均为肝肾不足、督脉虚损、痰湿瘀阻之象。治疗以补益肝肾、壮督通络。方中独活、桑寄生、杜仲、生地黄、牛膝补肝肾、益腰膝，强先天之本。党参、茯苓、甘草健脾益气、化痰通络。当归、白芍、川芎活血通络。独活、细辛祛风除湿，桂枝能入肝肾血分而祛寒。桃仁、黄芪养血活血止痛。本方配伍先后天同补，标本兼治，补益肝肾、壮督通络、祛风湿、止痹痛、补气血。

方中以熟地黄、生地黄、牛膝、杜仲、桑寄生补肝肾、壮督脉。当归、白芍、川芎活血通络。党参、茯苓、甘草益气扶脾。然病因肝肾先虚，其邪必乘虚深入，故以独活、细辛之入肾经能搜伏风，使之外出。桂枝能入肝肾血分而祛寒，秦艽、防风为风药，周行肌表，且又能胜湿。若痹病偏寒者，可加附子、干姜以助阳；偏湿者加防己、苍术；痛剧者加制川乌、制草乌、地龙；有瘀血者加桃仁、红花、炙乳香、炙没药；若正虚不甚者可减地黄、白芍、党参。若痹病时间过长出现肢体肌肉萎缩的可加五加皮、炙乳香、炙没药；麻木不仁者可加鸡血藤、伸筋草、路路通、木瓜；若出现下肢不能站立者可加续断、龟甲等。若痹病时间不长，内脏未伤者，可减少补益的药物，适当增加祛风湿止痛之品，如威灵仙等；郁久化热者，本方可去肉桂，地黄可用生地黄，白芍换为赤芍，重用秦艽加知母、忍冬藤、桑枝、丝瓜络等以清热疏风；若患者的脾胃功能不好者，适当加健胃之品，如焦三仙等。

验案4　湿热痹阻案

白某，男，55岁。就诊日期：2015年10月12日。

主诉：足跟疼痛反复发作1周。

现病史：患者自诉足跟痛1周，右足明显，活动时加重，自觉局部灼热，来我院就诊。刻下表情痛苦，步态蹒跚，口渴不欲饮，烦闷不安，小便黄赤，大便调。右足皮温高，压痛明显，略肿胀。X线片提示右足跟骨退行性变。舌质红，苔黄腻，脉滑数。

辨证：湿热痹阻。

治法：清利湿热，通络止痛。

处方：制苍术9g，炒黄柏15g，生薏苡仁30g，川牛膝12g，炙甘草9g，单桃仁9g，川独活15g，桑寄生15g，生白芍15g，大川芎9g，宣木瓜15g。7剂，每日1剂，分两次水煎，滤渣取汤汁450mL，每次150mL，1日3次，餐后30分钟温服。嘱患者勿负重，抬高下肢，忌辛辣肥甘厚味之品。

二诊：患者诉服药5剂后疼痛明显减轻，能下地活动，前方继服7剂，诸症悉愈。此后随访6个月，诸症未复发。

按语：李玉贤指出在临床运用经方时，贵在变通，通其理，变其法，活其用，审其脉症，随证加减，更能提高疗效。李玉贤结合临床特点，提出"辨证"与"辨病"相契合，以达到治疗的预期目的。在重视辨病的同时重视辨证，提出病、脉、证、治有先后次序，要先病、再脉、再证、再治。而在辨治痹病方面，依据"虚、邪、瘀"致痹理论，注重正虚是发病的内在因素。而其中脾虚损、肝肾虚损、督脉虚损最为常见，在痹病的发病机制中起决定作用。故在辨证上先辨营卫、气血、脏腑、阴阳虚损的主次，而外邪是发病的条件，在痹病的发生发展的过程中明确外邪侵袭的重要性，尤要重视三因制宜、生活起居、季节气候等致病因素。遵循不通不荣是发病的病理关键，痰浊瘀血是病理产物。用药重视先天后天同补、标本兼治的治则，遵循"祛邪不伤正、扶正不碍邪"的原则。

本例以四妙散加减以清利湿热，引药下行，直达病所，并健运脾胃燥湿；川芎理气通络，桃仁、白芍活血止痛；独活、桑寄生、木瓜祛风胜湿；甘草、生姜调和诸药，组方合理，直中病所，故收效佳。

李玉贤在临床常擅长运用蠲痹汤、独活寄生汤、四妙散等经方加减治疗痹病，有较好的疗效。而痹病多因后天脾虚，痰湿内聚，复感外邪，痰湿瘀血痹阻关节、筋骨、脏腑而得。脾为生痰之源，痰为湿聚，脾虚则健运失司，气血生化不足，湿聚痰凝，复感风寒湿邪，寒痰湿浊久而成瘀，痹阻经脉，不通不荣而发为痹病。因此李玉贤治疗痹病时，强调注意脾胃的健运、正气的扶植，健脾化痰，无痰湿的聚合则无痹阻之因。

第九节　脑岩

中医学无"脑瘤"的记载，但在典籍中有脑瘤的类似症状的描述，如"真头痛，头痛甚，脑尽痛，手足寒至节，死不治""头目久痛，卒视不明者，死"。本病属于中医学"头风""头痛""真头痛""呕吐"等范畴。其病因病机包括脾肾不足，脾虚酿生痰湿，乘虚上窜脑海，占据清阳之位；先天禀赋不足、后天房劳伤肾、惊恐伤肾等导致肾精不足，肾虚不生髓，脑髓失养，肝肾阴亏，水不涵木，肝风易动，阴阳气血失衡，风、火、痰、瘀乘虚而入，痰瘀互结于脑，形成积块。《灵枢·百病始生》云："凝血蕴里而不散，津液涩渗，著而不去，而积皆成矣。"临床上与脾肝肾三脏有关，多属虚实夹杂之证。脑的生理活动，全赖于气、血、津液和水谷精微的充养，因此，心肺脾与肝肾等的生理功能失调，均可引起脑的功能失调而出现精神情志活动异常的病理表现。临床常见肝肾不足、脑髓失养，痰湿上扰、蒙蔽清空，主要为髓海受损，邪实多为痰瘀凝聚，闭阻脉络，正虚多表现于脾气虚损，或肝肾阴亏，引动肝风。

验案 瘤瘀毒凝案

李某，女，61岁。就诊日期：2015年3月2日。

主诉：全身困痛半年加重伴多寐不欲动1周。

现病史：患者诉半年前无明显诱因出现全身困乏、疼痛，后全身困痛渐加重，并出现右眼突出，不能转动，并拒绝手术治疗，故来我院就诊。刻下神情倦怠，右眼瞳仁少神，全身困痛加重，多寐不欲动，纳少，寐安，二便调。右眼突出（不能转动）活动受限，右眼视力0.2，四肢运动灵活，肌力正常。头颅核磁提示脑垂体血管瘤和神经胶质瘤。舌质暗红，苔薄白欠津，脉浮弱。

辨证：瘤瘀毒凝。

治法：益气健脾，化瘀泄浊。

处方：潞党参15g，生白术12g，生黄芪30g，川黄连9g，清半夏12g，炙甘草9g，陈皮9g，云茯苓15g，建泽泻15g，青防风12g，西羌活9g，川独活9g，软柴胡9g，京赤芍9g，炒白芍9g，生姜9g，大枣5枚。7剂，每日1剂，分两次水煎，滤渣取汤汁450mL，每次150mL，1日3次，餐后30分钟温服。

二诊：嗜睡而不欲动，前方加川牛膝15g，桑寄生15g，桃仁9g。此后多次复诊，诸症减轻，视力虽然无明显恢复，但眼球已无明显突出，连续随诊，生活质量如常人无异。

按语：该类病证在中医无固定治法，宜据病情辨治。

本患者表现为气虚夹瘀，兼有湿象。病情晚期，体乏身软，故以升阳益胃汤，脾健则胃强，得以养身，而精神渐振，生活渐有信心，使得恶性肿瘤也有好转的余地。

患者年过六旬，气血本虚，加之瘀毒阻于脉络，清窍失养，故见多寐不欲动；脾主肌肉四肢，湿瘀困脾，中阳不足，湿淫于肌肉，故见周身疼痛，脾胃虚弱，运化无力。李玉贤拟方升阳益胃汤加减健脾益气、化瘀通络，为升清阳之法。方中黄芪、党参益气、补气，白术、茯苓健脾益气。黄连清热燥湿，兼矫辛温之偏，合清半夏、陈皮、生姜醒脾开胃并和胃降逆，泽泻利水渗湿。防风、羌活、独活、柴胡助黄芪升清阳之气，能散肌腠之湿邪，透邪出表，以解身痛及困乏。二诊时以川牛膝配合黄芪引血下行，兼强腰膝；桑寄生补肾，助泽泻之功；桃仁活血化瘀，通络解毒，祛脉络之瘀毒。诸药合用，益气升阳、以养脑窍、健脾益气兼泄毒化瘀使患者病情得以控制。

第十节　肺癌

肺癌是由于正气内虚、邪毒外侵引起的，以痰浊内聚，气滞血瘀，蕴结于肺致肺失宣发与肃降为基本病机，以咳嗽、咯血、胸痛、发热、气急为主要临床表现的一种恶性疾病。《素问·奇病论》"病胁下满，气逆……病名曰息积，此不妨于食"，《素问·玉机真脏论》"大骨枯槁，大肉陷下，胸中气满，喘息不便，内痛引肩项，身热"，以上都描述了一些与肺癌相关的内容。《景岳全书·虚损》"劳嗽，声哑，声不能出或喘息气促者，此肺脏败也，必死"，明确指出其病预后不良。根据患者的起病经过及临床表现，可知本病的发生与正气盛衰和邪毒入侵有比较密切的关系。由于正气虚损，阴阳失调，邪毒乘虚入肺，邪滞于肺，导致肺脏功能失调，肺气郁滞，宣降失司，气机不利，血行瘀滞，津液失于输布，津聚为痰，痰凝气滞，瘀阻络脉，导致瘀毒胶结，日久形成肺部积块。因此，肺癌是因虚而得病，因虚而致实，是一种全身属虚、局部属实的疾病。肺癌的虚以阴虚、气阴两虚为多见，实则不外乎气滞、血瘀、痰凝、毒聚之病理变化。其病位在肺，但因肝主疏泄、脾主运化水湿，肾主水之蒸化，故与肝、脾、肾关系密切。

扶正祛邪、标本兼治是治疗肺癌的基本原则。本病整体属虚，局部属实，正虚为本，邪实为标。肺癌早期，以邪实为主，治当行气活血、化瘀软坚和清热化痰、利湿解毒；肺癌晚期，以正虚为主，治宜扶正祛邪，分别采用养阴清热、解毒散结及益气养阴、清化痰热等法。临床还应根据虚实的不同，以及每个患者的具体情况，按标本缓急恰当处理。由于肺癌患者正气内虚，抗癌能力低下，虚损情况突出，因此在治疗中要始终顾护正气，保护胃气，把扶正抗癌的原则贯穿肺癌治疗的全过程。此外，还应在辨证论治的基础上选加具有一定抗肺癌作用的中草药。

验案　瘀毒蕴肺案

齐某，女，62岁。就诊日期：2013年2月22日。

主诉：咳嗽反复发作1年，加重伴咯血3天。

现病史：患者自诉2012年2月起胸闷、气短、咳嗽反复发作，经当地医院支气管镜检查，确诊为左肺癌。患者家庭经济条件较差，且岁数偏大，形体消瘦不能耐受放化疗，故来就诊。刻下精神较差，胸闷，气短不能平卧，咳嗽复发，伴少量咯血，属痰中带血，寐差，二便正常。听诊左肺可闻及少量干啰音。舌质红，苔薄白，脉濡细滑。

辨证：瘀毒蕴肺。

治法：清热解毒，化痰止血。

处方：清半夏12g，陈皮9g，云茯苓15g，炙甘草9g，全当归12g，生地黄24g，潞党参15g，白花蛇舌草30g，猫爪草15g，金银花15g，连翘壳15g，白及粉15g（冲服），藕节炭15g，蜜紫菀15g，枇杷叶15g。14剂，每日1剂，分两次水煎，滤渣取汤汁450mL，每次150mL，1日3次，餐后30分钟温服。另配合口服鳖甲煎丸9g，1日2次。

二诊：2013年3月10日。患者咳嗽、咳痰、胸闷、气短较前减轻，咯血亦减，精神较前好转。加浙贝母15g，夏枯草30g，生牡蛎30g，继服14剂。

三诊: 2013 年 3 月 24 日。咳嗽缓急明显, 能间断性平卧 3 小时左右, 无咯血。上方减白及、藕节炭, 加生黄芪 60g, 生白术 12g, 炒麦芽 15g, 继服 30 剂。

后续复诊随访, 病情比较平稳, 虽有多处转移, 患者仍带瘤生存至今。

按语: 本例属肺疾复感新邪, 寒郁热闭, 导致肺气失宣, 引发咳嗽加重, 损伤肺络, 出现咯血。李玉贤从痰热瘀毒蕴肺立证, 治疗中正邪兼顾, 既注重肺疾久则金水均损之本质, 又注重新邪引动伏邪使病证加重之标象。养血滋肾益肺、扶助正气抗邪的同时, 针对兼症, 加入清热解毒、止血及止咳化痰之品, 通过加减用药以祛夹邪。病情平稳时, 加大剂益气扶正、解毒散结之品, 以养正祛邪。

李玉贤对于肺癌咳嗽的治法有四大特色: 治肺癌注重肺肾的金水相生作用; 针对疾病发展过程中出现的兼证常有所侧重, 步步为营, 消灭兼邪; 注重脾胃的养正作用, 用药加减兼顾健脾养胃, 无损胃气; 遵叶氏 "久病当以缓攻, 不致重损" 之论, 注重正邪兼顾, 扶正不碍祛邪, 攻邪不伤正气, 提倡渐图缓攻的解毒散结之法, 最具特色的是其为加强解毒散结之力, 善用鳖甲煎丸配合汤药治疗, 使患者能带瘤生存, 并有较高生活质量。

第十一节　胃癌

胃癌属于中医"噎膈""胃痛""积聚"等病证范畴。其病变重心在胃，但与肝、脾也有着密切关系。治疗胃癌重点在于脾胃，鉴于胃癌发病因素与饮食、情绪、病毒感染或家族基因等有关，好发于中年男性。主要由于这一阶段人体脾胃功能虚弱，正气虚损，另一方面则是由于长期饮食不节，情志不畅，逐渐形成痰火胶结、气滞血瘀，同时由于手术对机体的影响，术后复发率也是居高不下。

胃癌的发病较为隐匿，因为胃镜不作为常规检查，往往部分患者发现较晚。发现后选择手术切除，但术后生存率不佳，并有较高的复发率。一般寻求中医治疗的患者多数属于胃癌术后，其肿瘤分级恶性程度较高，预后较差，不能单一依靠西医治疗手段来遏制其发展。部分患者存在不能耐受化疗或发现已经转移而失去手术治疗机会的情况。

李玉贤认为胃癌的发病原因复杂，大多与饮食不节，情志不遂，后天脾胃受损等因素有关。胃癌存在多方面的发生原因，由于气滞而为病的，多是情志不畅，导致肝郁气滞，失于疏泄，横逆犯胃，胃气上逆而成。由于血瘀而为病的，则因为肝郁气滞，日久导致瘀血凝滞，瘀结成块而病。由于痰凝而为病的，多饮食失节，或饮酒，或过食肥甘，久而损伤脾胃，津液凝结而为痰，痰湿凝聚而成。湿聚而为病者，脾虚不能运化水谷而使水湿停留，进而影响气血的运行而成。正虚而为病者，素体正气虚弱，脏腑功能减退，气血运行不佳，痰湿凝聚体内而成。

而且临床上，上述情况往往是兼夹或交叉出现，并不孤立存在，而是相互联系、互为因果。肿瘤患者多虚实夹杂，尤其术后患者，需根据具体情况予以治疗，以获得满意疗效。对于这种情况李玉贤多分两步进行治疗，尤其是对于术后患者，强调保其后天。首先健脾益气扶正，待患者一般情况改善后，再以健脾和胃攻邪。

验案　脾虚气滞案

王某，男，50 岁。就诊日期：2015 年 9 月。

主诉：胃全切除术后 4 周。

现病史：患者自诉既往饮食不规律，因胃脘反复疼痛，经胃镜检查发现胃癌，即在当地医院行胃全切术，因体质较差，不能耐受化疗，术后未进行化疗。刻下患者神志清，精神差，面色萎黄，体倦食少，进食但常自觉有上腹胀，咽嗌不适，易汗，寐差，纳差，小便可，大便色黑不爽。血红蛋白 70g/L。舌质淡红，苔薄白，脉细弱。

辨证：脾虚气滞。

治法：健脾益气。

方药：潞党参 15g，炒白术 12g，炙黄芪 45g，全当归 9g，炙甘草 9g，云茯苓 15g，抱茯神 15g，生地黄 24g，炒白芍 15g，龙眼肉 15g，上肉桂 6g，炮姜炭 9g，白花蛇舌草 30g，大枣 5 枚。7 剂，每日 1 剂，分两次水煎，滤渣取汤汁 450mL，每次 150mL，1 日 3 次，餐后 30 分钟温服。

二诊：食欲较前好转，纳增，睡眠略有改善。前方黄芪增量为 60g，继服 7 剂。

连续 8 次复诊后，患者自诉食欲明显改善，偶有腹胀，余症均减，大便略有不成形情况，大便颜色正常。前方加以炒麦芽 15g，夏枯草 15g，浙贝母 15g，煅牡蛎 30g。

时至今日，患者依旧如约而诊，一般情况与常人无异，复查各实验室指标均正常。

按语：患者既往饮食不节，情志不遂，后天脾胃受损而发为胃癌，术后精神状态不佳，心脾气血两亏。初诊不宜攻邪过重，而需心脾同治，重在补脾，使脾旺则气血生化有源；气血双补，重在补气，气旺而能生血，血足而心有所养。待病情有所好转后，加以软坚散结之药，即可攻补兼施，正气得存，邪气不干。

此方是归脾汤化裁，《灵枢·决气》云"中焦受气取汁，变化而赤，是谓血"，脾气健旺，才能源源不断化生营血，调和五脏，洒陈六腑，营运周身，脾虚则气血生化乏源，诸症显露。方中人参甘温补气，补益脾胃；龙眼肉补心脾，两药合用则健脾益气、生血养心；黄芪、白术甘温入脾，补气健脾，助人参益气补脾之力；茯神宁心安神，因术后吻合口考虑渗血，故生地黄、炮姜炭、炒白芍联用，以达清热凉血止血之功；佐以白花蛇舌草清热解毒，抗肿瘤复发。连续数诊后患者体质渐渐恢复，遂加入夏枯草散结解毒、浙贝母散结化瘀、煅牡蛎软坚散结，患者上腹胀，加入炒麦芽消食导滞。

李玉贤从整体来强调肿瘤和机体的正邪关系，这在发病、转归、预后等方面有重要作用。肿瘤是由外因、内因多重作用下导致正虚邪实，脏腑失调，气滞血瘀，痰湿凝聚，毒热内结，久而积聚成癌。尤其是要注意正虚在发病中的作用，如《景岳全书·积聚》曰"凡脾肾不足及虚弱失调之人，多有积聚之病"。邪气主要指癌毒，这与一般所述的疫毒、热毒、湿毒等不同，癌毒发展较快，很难控制，并导致机体大量消耗营养物质，进而导致脏腑功能衰弱，阴阳气血亏虚，则使其本虚。术后患者由于创伤打击，或者化疗作用，正气进一步虚损，很容易导致肿瘤反复，因此扶正是关键。

第十二节　肝癌

肝癌是以脏腑气血亏虚为本，气、血、湿、热、瘀、毒互结为标，蕴结于肝，渐成癥积，肝失疏泄为基本病机，以右胁肿硬疼痛，消瘦，食欲不振，乏力，或有黄疸或昏迷等为主要表现的一种恶性疾病。

肝癌可发生于任何年龄，多数肝癌患者在确诊时已属晚期，手术机会多已错过，所能采用的现代综合治疗方法常限制在放化疗和免疫治疗上，而放化疗治疗的毒副反应大，适应证少，疗效也不佳。目前中医药治疗是本病的重要治疗手段之一。

《内经》对于本病有类似记载，历代有肥气、痞气、积气的相关病名的记载。《难经·五十六难·论五脏积病》载："肝之积名曰肥气，在左胁下，如覆杯，有头足。"《诸病源候论·积聚病诸候·积聚候》："脾之积，名曰痞气，在胃脘覆大如盘，久不愈，令人四肢不收，发黄疸，饮食不为肌肤……诊得脾积脉，浮大而长，饥则减，饱则见，膜起与谷争，累累如桃李，起见于外，腹满，呕，泄，肠鸣，四肢重，足胫肿，厥，不能卧，主肌肉损……色黄也。"其所描述的症状与肝癌相近，对肝癌早期不易诊断、临床进展迅速、晚期的恶病质、预后较差等都作了较为细致的观察。在治疗上强调既要掌握辨证用药原则，又须辨病选药，灵活掌握。

肝癌病位在肝，但因肝与胆相表里，肝与脾有密切的五行生克制化关系，脾与胃相表里，肝肾同源，故与胆、脾胃、肾密切相关。其病性早期以气滞、血瘀、湿热等邪实为主，日久则兼见气血亏虚，阴阳两虚，而成为本虚标实，虚实夹杂之证。其病机演变复杂，可由肝脏本脏自病或由他脏病及于肝，肝失疏泄是病机演变的中心环节。肝失疏泄则气血运行滞涩，可致气滞、血瘀，出现胁痛、肝大；肝失疏泄则胆汁分泌、排泄失常，出现黄疸、纳差；肝失疏泄，气机不畅，若影响脾胃之气的升降，则脾胃功能失常，气血生化乏源，而见纳差、乏力、消瘦，水湿失于运化而聚湿生痰，湿郁化热，而出现胁痛、肝大；肝失疏泄，气血运行不畅，若影响肺、脾、肾通调水道的功能，则水液代谢失常，出现腹胀大、水肿。故由肝失疏泄可产生气滞、血瘀、湿热等病理变化，三者相互纠结，蕴结于肝，而出现肝癌的多种临床表现。

验案　肝郁毒凝案

周某，男，52岁。就诊日期：2015年1月15日。

主诉：胁腹胀痛反复发作7年，加重伴便溏3天。

现病史：患者自诉有乙型病毒性肝炎病史20余年，7年前因胁腹胀痛住院治疗发现肝硬化伴脾功能亢进，脾脏肿大，2010年在当地医院行脾切除术，此后长期服药治疗，具体用药不详，病情控制稳定。2年前住院复查，B超示肝内多发实性占位，肠系膜淋巴结肿大（考虑转移），右肾实性占位。确诊为肝癌伴腹膜后淋巴转移，右肾癌。因经济不支，未行放化疗及手术，故来我院就诊。刻下精神较差，近3日胁腹胀痛加重伴纳谷不馨、食少、大便溏。查体腹部膨隆，剑突下及右胁下可触及包块，触诊肝肋下1cm，剑突下2cm。移动性浊音（＋），肝区及右肾区叩击痛（＋），双下肢轻度水肿。B超提示肝内多发实性占位，肠系膜淋巴结肿大（考虑转移）。舌质暗红，苔白腻，苔心剥脱，脉沉弦缓。

辨证：肝郁毒凝。

治法：疏肝解郁，扶正泄毒。

处方：软柴胡12g，广郁金12g，炒白芍15g，小青皮9g，陈皮9g，全当归12g，牡丹皮15g，虎杖15g，炒白术18g，白茯苓30g，半枝莲30g，白花蛇舌草30g，大腹皮30g，醋三棱12g，炙甘草9g，鸡内金15g，炒麦芽30g。7剂，每日1剂，分两次水煎，滤渣取汤汁450mL，每次150mL，1日3次，餐后30分钟温服。另配合口服鳖甲煎丸9g，1日2次。

二诊：2015年1月22日。患者感乏力，右手拇指酸痛，胁腹胀痛较前减轻，纳增，大便成形，一日二三次。舌质暗红，苔薄白，苔心剥脱，脉沉弦。前方减白茯苓、大腹皮、虎杖、牡丹皮、郁金，加黄芪60g，党参15g，当归12g，麦冬15g，白芥子9g，猪苓15g，醋莪术12g。继服14剂，水煎服。

三诊：2015年2月7日。腹胀较前明显减轻，右手指痛愈，排尿不畅。前方减当归、青皮、陈皮，加通草9g，地龙 12g，木香 6g，醋香附 9g，浙贝母 15g，夏枯草 15g，生牡蛎 30g（先煎），玄参 15g。继服 14 剂，水煎服。

患者每 1 ~ 2 周来诊 1 次，长期服中药治疗，至今仍带瘤生存，生活质量与常人无异。

按语：李玉贤认为治肝癌的关键治法应分两步走，一是疏肝健脾与解毒散结之法并用，二是根据兼证加减用药，防止临床症状加重和变证出现，使患者在病情的动态变化中减少痛苦，提高生存质量。

疏肝健脾法可以调畅气机的升降出入，有利于水谷精微的转化和气血的化生，扶养正气，防止癌毒传变。《金匮要略·脏腑经络先后病脉证》曰："见肝之病，知肝传脾，当先实脾，四季脾旺不受邪。"

解毒散结法是癌瘤的制衡之法，既能抑制其快速生长扩散，又有可能促其逐渐缩小，改善疾病转归。针对兼症的治疗，以此患者为例，当胁腹胀痛、纳差、腹水等症加重时，是肝郁脾虚的表象，李玉贤调整方中健脾疏肝用药量的比例，使症状逐渐减轻；当患者出现拇指酸痛时，乃痰湿流注关节所致，李玉贤用理气散结、通络止痛之白芥子，使手指疼痛缓解。当患者出现排尿不畅时，李玉贤又及时加入了通草、地龙等通络利尿，使症状及时缓解。此类患者需长期治疗，同一种药物长期使用是否会加重肝肾毒性或产生耐药性亦需考虑，因此李玉贤在用药中对于同类药物的替代变化使用也十分注重。在疏肝理气药的选择方面，陈皮配青皮者疏肝破气兼调中燥湿，木香、佛手配醋香附疏肝理气兼和中化痰；在健脾祛湿药的选择方面，白术具有益气健脾、燥湿利水之功，但生白术偏于燥湿利水，炒白术偏于益气健脾，茯苓偏于健脾渗湿，故李玉贤或生炒白术合用，或炒白术与茯苓合用，以增强二者健脾祛湿的协同作用。

在益气扶正养血药物的选择方面，李玉贤注重经济有效的原则，黄芪配党参相配，益气生津，还有助于利水消肿；黄芪配当归，益气生血，两组药物均是李玉贤益气养血、扶正抗邪的常用之品；在解毒散结之品的应用中，浙贝母、夏枯草、生牡蛎相配消瘤散结之力强，醋莪术、醋三棱配白花蛇舌草、玄参等能抑制癌瘤生长和扩散；对于活血止痛药的选择，半枝莲、虎杖、牡丹皮、郁金等相配活血止痛、清热解毒，是李玉贤治肝癌胁痛的常用之品；而在养阴柔肝之品使用上，由于肝病日久血病阴损，或常用利水燥湿之品，常有化燥伤阴之势，易引动肝热、肝火等加重病情。如本患者苔心剥脱，即是胃阴不足之征，故李玉贤善用赤白芍相合养血敛阴、凉肝柔肝，以麦冬养阴益胃，以防健脾利水药等有化燥伤阴之弊。

最后，对于软肝散结药物的选择，鳖甲煎丸是李玉贤治疗各类癌病的必用之品，治肝癌更是不可缺少的，与汤药配合服用，取其渐图缓攻、软坚散结、化瘀消瘤、养阴护肝之用。总之，癌病病情严重复杂，兼证纷纭变化，必须谨慎辨证，慎重选方用药才能使患者生命得以延续，这充分体现了中医辨证论治的学术思想。

第十三节　肾癌

肾癌的临床表现变化多端，可无任何症状，但此时肿瘤在体内已有广泛进展，甚至出现肺、骨等处转移征象。血尿是肾癌最常见的症状，肾癌引起的血尿大多是无痛性全血尿，一般都间歇出现。出血不多时尿液呈浓茶样或暗红色，出血量多时尿液呈鲜红色。除血尿、腰痛和肿块三大典型症状外，肾癌还存在不少非泌尿系统的表现如高热、肝功能异常、贫血、高血压、红细胞增多症和高钙血症等。早期无症状，疼痛为晚期症状，常为腰部钝痛。

肾癌多为饮食不节，恣食肥甘，或脾胃素虚，致使脾失健运，水湿不化，酿湿生热，湿热蕴结于肾；或外阴不洁，感受秽浊之气入侵肾脉，酿成湿热；或外受湿热邪毒入里蓄积于肾；素体湿盛，或外感湿邪，郁久化热，湿热之邪蕴结肾脏；肺失通调水道，湿邪内盛，郁久化热，湿热之邪蓄积于肾；情志不遂，肝失疏泄条达，气滞血瘀，毒瘀互结，瘀阻于肾；恣情纵欲，或劳累过度，损伤脾肾，或年老体弱，或久病及肾，而致脾肾气虚，脾虚不运，肾虚气化失司，均可致水湿内停，酿湿生痰，痰湿郁结于肾；素体阴虚，或热病伤阴，或房室不节，或喜食辛辣，嗜烟酒而致热盛阴伤，使肝肾阴液亏虚，虚热内盛，邪毒入侵，毒热互结于肾所致。病机可分为虚实两类，实证多为湿热、气滞、血瘀、痰凝等，虚证为肾阴虚、肾阳虚。虚实之证可互为因果，因虚致实，或因实致虚。《素问·四时刺逆从论》曰："少阴……涩则病积溲血。"《素问·脉要精微论》云："腰者肾之府，转摇不能，肾将惫矣。"《丹溪心法·腰痛》曰："腰痛主湿热、肾虚、瘀血、挫闪，有痰积。"《类证治裁》云："溺血与血淋异，痛为血淋，出精窍；不痛为溺血……痛属火盛，痛属虚。"《三因极一病证方论·尿血证治》曰："病者小便出血，多因心肾气结所致，或因忧劳、房室过度……"另外，本病血尿主要是因为脾不统血、肾虚不摄血而尿血。也可因血瘀、痰湿之邪瘀阻于肾，血不归经而尿血。肾经热盛，热迫血行则血外溢而尿血。腰为肾之府，肾虚失于气血之濡养，则腰痛。气滞、血瘀、痰湿等使肾的经脉不通，不通则痛。腰腹肿块，则是因为邪毒蓄积于肾，日久气滞血瘀、痰凝而形成。

验案　脏腑瘀毒案

冯某，男，45岁。就诊日期：2012年11月22日。

主诉：腰痛、腹胀反复发作8年，加重1周。

现病史：患者自诉12年前因饮酒贪杯出现酒精中毒，

住院治疗时确诊慢性肾炎，此后长期服用西药治疗，病情控制良好。8 年前因饮食不节，饮酒过量，出现腰痛、腹胀、恶心呕吐、发热、乏力、气短、夜间不能平卧等症，再次住院治疗，腹部 B 超检查发现右肾实质性占位，性质不明。在当地肿瘤医院确诊为右肾癌，具体分型不详。因家庭经济不支，未进行放化疗及手术，慕名来找李玉贤求治，经李玉贤治疗，病情逐渐得到控制，腹胀、短气、乏力等症消失，此后遇感冒、劳累或饮食不慎等，易发腹胀、短气、浮肿、尿少或无尿等症，经李玉贤加减用药，均可缓解，带瘤存活多年，生命体征平稳，生活能自理。此次发病是由于其饮酒贪杯、饮食厚味而发。刻下患者腰痛，腹胀，气短，乏力，心悸，咳嗽，咳少量白色黏痰，纳少，口干苦，夜间不能平卧，尿少，排尿不畅，大便不成形。皮肤萎黄，双眼巩膜黄染，腹部胀满，移动性浊音（++），双下肢膝轻度浮肿，双肺呼吸音粗，血压 100/70mmHg。舌质暗红，苔白腻浊剥脱，脉沉细滑、两尺伏。

辨证：脏腑瘀毒。

治法：补脾益肾，解毒消癥。

处方：潞党参 15g，生黄芪 30g，生白术 15g，白茯苓 15g，木猪苓 15g，炒薏苡仁 60g，陈皮 9g，小青皮 12g，清半夏 12g，炒麦芽 30g，炒山楂 18g，白花蛇舌草 30g，广郁金 12g，鸡内金 15g，绵茵陈 9g，炒枳实 15g，土茯苓 30g，大腹皮 30g，冬葵子 15g，全当归 12g，炙甘草 9g。

7剂，每日1剂，分两次水煎，滤渣取汤汁450mL，每次150mL，1日3次，餐后30分钟温服。另配合口服鳖甲煎丸9g，1日2次。

二诊：2012年11月25日。服药第2天起，尿量增加，排尿不畅，每次小便中能排出少量肉丝状物，尿液颜色呈棕黄色，无痛感，服药后第5天排尿通畅，尿量明显增多，尿液颜色转为黄色。纳增，腹胀、乏力诸症较前明显减轻，心悸、咳嗽、咳痰向愈。巩膜黄染明显减轻，腹部胀满减轻，血压102/70mmHg。舌质暗红，苔白腻剥脱，脉沉细滑、两尺伏。前方减茵陈，继服7剂。

经反复调治，腹胀等临床症状较前逐渐减轻乃至消失，能平卧，饮食恢复如常。

此患者一如既往长期坚持复诊，但每因饮食不慎，嗜酒贪杯加重。2013年春季嗜酒贪杯病情加重，因心脏病猝死，带瘤生存长达8年余，其生存质量较好。

按语：本患者患肾癌后，在李玉贤处坚持治疗使生存周期延长，李玉贤治疗肾癌的用药特色有以下几个方面，注重脾肾的培补作用，既可健脾生津、益气养正以养肾中阴阳，补益人体正气，又能脾肾相助，化湿利水以泄浊毒，给邪出路。

一般肾病水湿瘀毒等邪的出路有三：或从肺宣发由皮毛汗解或咳痰而出，或从肠道随糟粕一泻而出，或从膀胱随尿排泄而出。此法是李玉贤对"开鬼门，洁净府"的发挥应用。由于癌病易转移，所以在治疗过程中，加入理气化痰之品，如青皮、陈皮、清半夏等可以理气宽胸、清肺化痰，使上焦之邪得以排出，兼防湿浊化热，炼液成痰，使邪毒瘀阻肺络，属"开鬼门"之变法。加入消积理气通腑之品，如炒麦芽、炒神曲、枳实等既能使中焦气机调畅，有利于脾胃运化精微，代谢水湿，又能使肠道湿浊、糟粕及时清泄，保持腑气通畅。加入健脾运湿之白术、茯苓、薏苡仁，利水解毒之猪苓、大腹皮、冬葵子、土茯苓等，使体内水湿、浊毒下趋于肾，随尿液从膀胱而去，后二者为对"洁净府"治则的发挥。特别是薏苡仁和冬葵子配伍的神奇妙用，大剂薏苡仁取其健脾利湿、利水排脓之功，可分消精微与水湿浊毒使之各行其道，配以冬葵子利水通淋，二药相合使肾中坏死癌物及时脱落，随浊毒从尿排出，使肾的水液代谢之路保持通畅。

对兼症的取舍治疗，有的放矢，定位准确。如本患者所发心悸是水气凌心之过，病本在肾。李玉贤抓住病机所在，利水通淋泄浊，水饮去则心悸自愈，对于目珠黄染、口干苦之症，属水湿化热伤阴及邪毒入肝之征，必须兼顾，方中所用郁金配鸡内金是李玉贤清肝热治口苦的常用药对，与茵陈配伍则利湿退黄之力更强，且引解毒散结诸药入肝，使湿热、邪毒及时得清，则目黄退，阴伤之弊得除。

白酒具有多种功效，既能健脾泄浊，又能和胃养正。李玉贤曾允许患者每日限量饮酒不超过 20mL，取叶天士

《临证指南医案·虚劳》中"食物自适者，即胃喜为补"的学术思想。白酒为五谷粮食之精华，一者可悦胃醒脾，促进脾胃恢复升清降浊之职，又能促进药物吸收，引药入病所，发挥药效；二者白酒性温，少量用之，具温阳行气活血之功，能助肾气的蒸腾气化之性，提高肾脏代谢水液的功能。故此，本例患者常饮少量白酒的食补之效和妙用之处也不容忽视。药物配伍有章有法，急则扶正祛邪，缓则养正消癥散结，渐图缓攻，使患者在疾病中延年，带瘤生存。

跋

近代名医恽铁樵在《清代名医大全·序》中说:"我国汗牛充栋之医书,其真实价值不在议论而在方药,议论多空谈,药效乃文实,故造刻医案乃现在切要之图。"医案乃临证实录,其具有极强的临床实用价值。余习医之初,在学习《内经》《伤寒论》《金匮要略》的同时,于1967年在本地书店购得国医大师张琪教授于1965年11月出版的第一版《脉学刍议》一书,读后颇有启发,深为其书中所举古今案例,以及张琪教授本人临证脉案经验所折服,如其所举王孟英治"姚树古稀久泻案","谢映卢治付孔翁喘咳案",张琪教授治许某某胃脘痛案,治刘某某百合病案,治刘某某血崩案等,理论指导实践,实践印证理论,读后对余启发极大。之后40余年的医疗生涯中反复阅读,爱不释手。在此影响下,余亦每诊一病,则在处方上端重点记录其脉舌症情况,年复一年,不觉已积累临证处方数十万张。

余已在中医事业的道路上走过50多个春秋,这50余载的临床生涯中,有成功,有失败。今由弟子李冀、杨舒淳二位博士整理余之临证所得,当然自认谈不上学术思想,公之于众,以就正于同道。

　　从心之年幸得二位嫡传弟子，均酷爱中医事业，对于中医经典覃思精研，于仲黄诸子涉猎颇深，且勤学好问。每于余临证时，即侍诊左右，抄录余之临证脉案，问难答疑，探究余之处方思路及遣方用药之特点。即久，积累了丰富的临证第一手资料，今由其中遴选典型案例，集辑成册，提纲挈领，思路清晰，且与每类案前简论该病之病因病机，又于每案之后加"按语"，以阐释该案病机及处方组成特点，切合临床，有实用价值，对于中医临床医生及后学之人，亦有一定的参考意义。此书可谓勤勤恳恳耕耘于中医事业，献身于中医医疗第一线的医务工作者为中医事业献出的一片真情。

　　此书完稿之际，由二位弟子奉于业兄周铭心教授，期为之序而蒙允。周兄与我旧交至今，凡会面之时，则知无不言，言无不尽，于术业哲史多有受教。今谢其序中感言，对余之医案回省多有裨益。

　　　　　　二〇二二年岁在壬寅，丁未月即朔

　　　　　　李玉贤书于"草山堂"

主要参考书目

［1］ 张琪．张琪脉学刍议［M］．北京：中国医药科技出版社，2013．

［2］ （清）王学权．重庆堂随笔［M］．北京：人民军医出版社，2012．

［3］ （清）叶桂．温热论［M］．上海：第二军医大学出版社，2012．

［4］ （唐）王冰．重广补注黄帝内经素问［M］．北京：科学技术文献出版社，2011．

［5］ （金）李东垣．兰室秘藏［M］．北京：中国医药科技出版社，2011．

［6］ （日）丹波元简．伤寒论辑义［M］．北京：学苑出版社，2011．

［7］ 南京中医药大学．黄帝内经灵枢译释［M］．上海：上海科学技术出版社，2011．

［8］ （隋）巢元方．诸病源候论［M］．北京：人民军医出版社，2006．

［9］ （清）林珮琴．类证治裁［M］．上海：第二军医大学出版社，2008．

［10］ 丁甘仁．丁甘仁医案［M］．北京：人民卫生出版社，2007．

［11］ （战国）扁鹊．黄帝八十一难经［M］．北京：学苑出版社，2007．

［12］ （金）刘完素．素问玄机原病式［M］．北京：中国中医

药出版社，2007．

[13]（清）徐大椿．医学源流论[M]．北京：人民卫生出版社，2007．

[14]（清）叶天士．临证指南医案［M］．北京：人民卫生出版社，2006．

[15]（清）张志聪．黄帝内经灵枢集注［M］．北京：学苑出版社，2006．

[16]（明）张景岳．景岳全书［M］．太原：山西科学技术出版社，2006．

[17]（明）李中梓．医宗必读［M］．北京：人民卫生出版社，2006．

[18]（清）吴谦．医宗金鉴［M］．北京：人民卫生出版社，2006．

[19]（金）李东垣．脾胃论［M］．北京：人民卫生出版社，2005．

[20]（汉）张仲景．金匮要略［M］．北京：人民卫生出版社，2005．

[21]金明月．草山堂医验录［M］．乌鲁木齐：新疆科技卫生出版社，1999．